QRコードから動画が見られる

家庭でできる口腔ケア

一般社団法人 日本口腔ケア学会 編

編著 ： 東野督子　前田恭子　齋藤拓実　鈴木俊夫

一般財団法人 口腔保健協会

はじめに

介護を必要とされる方（要介護者）のお世話をされているご家族（介護者）にとって、身の回りの事はもちろん、健康や食事・栄養の面でもお気遣いされていることと存じます。中でも食事を十分に摂取できることは健康の維持・回復に大きな役割を果たしています。また、口腔内が不潔になると、細菌や食べかすなどが肺に誤嚥して、誤嚥性肺炎を起こします。これは、高齢者の大きな死亡要因にもなっています。さらには、口腔内が不潔になると、口臭が発生し匂ってくるだけでなく、むせや歯周病の進行にもつながります。それらを予防・改善するためには、口腔の清潔を保つ口腔ケアが必要となってきます。

口腔ケアは、歯科医師や歯科衛生士が訪問診療をする際に行いますが、さまざまな制約があり毎日できるわけではありません。日頃は、介護者が行うことになります。歯科医師や歯科衛生士は、介護者に「口腔内を観察し、清潔に保つためにはどのような点に注意すればよいか」を指導しますが、指導してもらった時はわかったつもりでいてもいざ行う時には困ることがあるようです。

そこで、介護者が実際どのように口腔ケアを実施したらいいのか、現場からその「ポイント」と「コツ」をわかりやすく、具体的にご紹介できないかと考え、本書籍の企画をいたしました。本書の特徴は、文章と写真・図と動画で、介護者の目線で読んで見られるように構成をいたしました。動画はスマートフォンでも見られるようにQRコードを掲載することによって、医療従事者は説明用にも使え、介護者にもわかりやすく見やすい手引書となっています。

ぜひ本書を参考にして、要介護者が毎日清潔なお口で食事ができ、健康の維持・回復のお役に立てればうれしい限りです。

平成29年2月

編集　鈴木　俊夫

QR コードでみる口腔ケア

《どうしたら上手にうがいをしてあげられますか》と《体位》 P.1
《うがいができる場合の介助》 P.2
《うがいができない場合の介助》 P.3

《うがいができない場合の必要物品》 P.2
《スポンジブラシでの口腔清掃》 P.2、P.5
《スポンジブラシの使い方》 P.5、P.53
《舌ブラシ》 P.15、P.53

《口腔内のマッサージ》 P.18

《粘膜の清掃》 P.5
《歯が少ない人の磨き方》 P.5
《クラスプの取扱い》 P.7
《舌ブラシの使い方》 P.15

目　次

第１章
家庭における口腔ケアの実践

1　どうしたら上手にうがいをしてあげられますか？

口腔ケアは、要介護者の ADL（日常生活動作）に沿うように行うことが重要です。要介護者の歩行が可能であれば、洗面台でうがいを行うことが望ましいです。今回、ベッド上で行う場合の安全で安楽なうがいの方法について、ポイントをあげながら説明いたします。

1．体位

要介護者の中には、うがいにより、むせ込み（咳嗽反射）や誤嚥を起こす場合があります。それらを防ぐためには、頭側を上げる体位、座位や座位に近い体位を整えるとよいでしょう（図 1）。体を起こすことで、上肢の可動域が拡大する事や１回の呼吸量が増加する事、その他に仰臥位より覚醒状況が良好になるなどの報告もあります。

2．うがいができる場合の必要物品

自分でうがいができる人には、吸い飲み、ストローを使用しましょう。寝衣やシーツへ水分をこぼすリスクを軽減できます（図 2）。

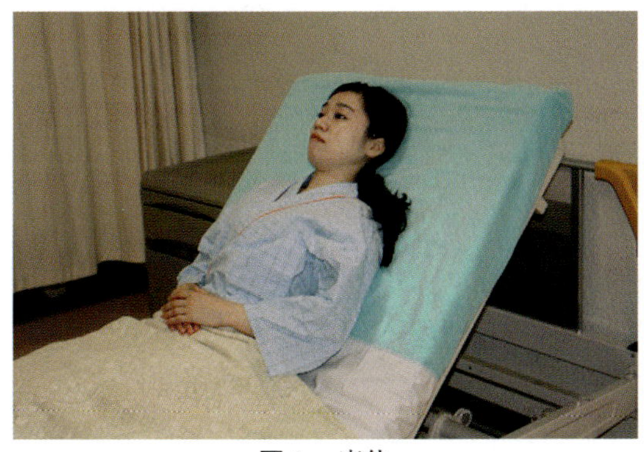

図１　座位

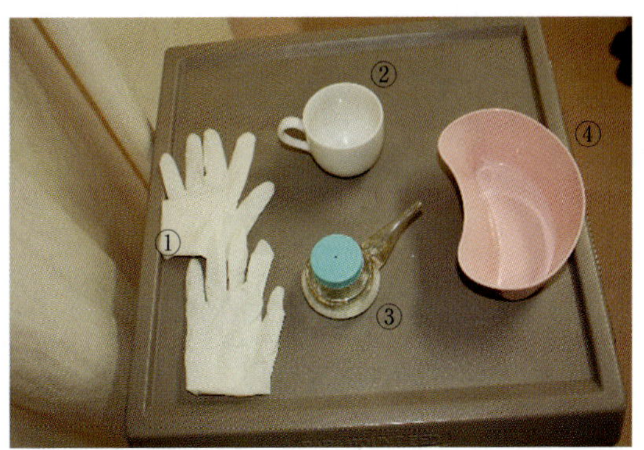

図２　①手袋、②コップ、③吸い飲み、④ガーグルベイスン

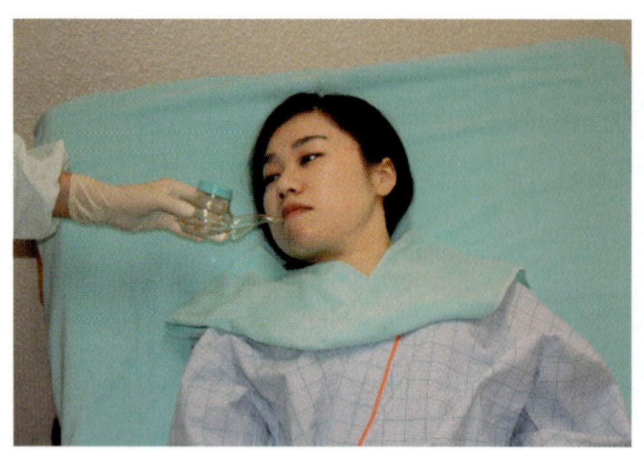

図 3-1　適量の水分を口に含ませる

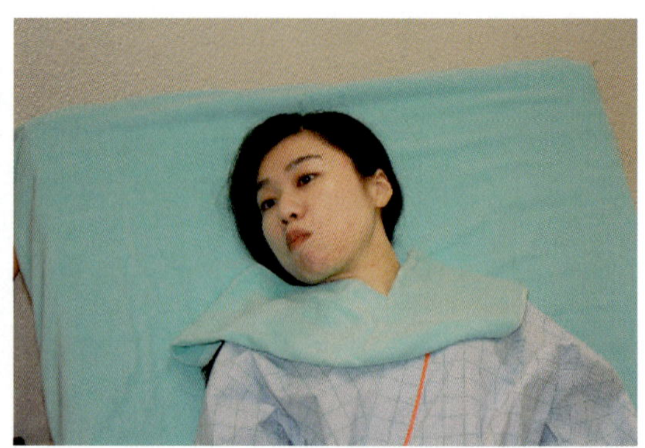

図 3-2　首は横向きの位置を保つ

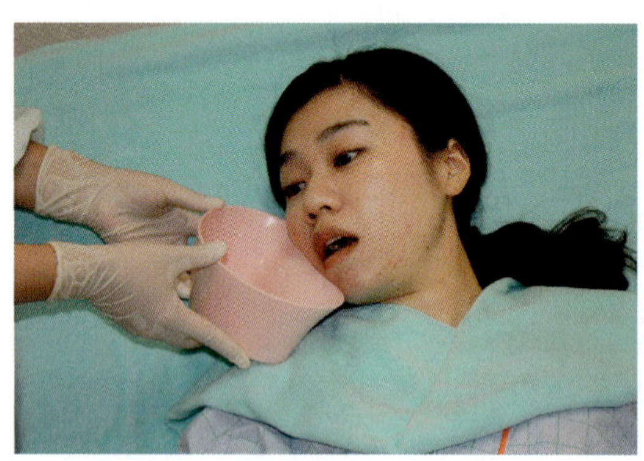

図 3-3　タオルを敷いておくとよい

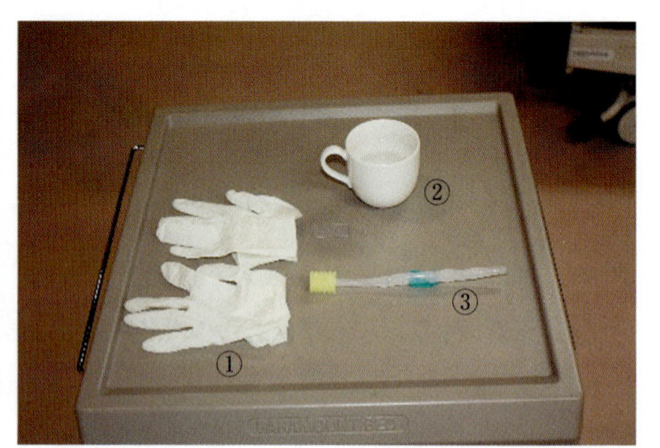

図 4　①手袋、②コップ、③スポンジブラシ

3．うがいができる場合の介助

自分自身でうがいができる人への介助の順番は、

1）首を横に向け、吸い飲みを口元へ持っていきます。水分を含む様子を確認しながら吸い飲みの角度を調整します（図 3-1）。

2）口に水分を含みブクブクうがいを行います（図 3-2 のように首は横向きにしましょう）。首を正面にむけてのガラガラうがいは避けましょう。なぜなら気道が広がるような形となり、誤嚥の原因となるからです。

3）水分を吐き出す際には、顔にガーグルベイスンの曲線が添うようにあて水がこぼれないようにしましょう（図 3-3）。

4．うがいができない場合の必要物品（図 4）

自分自身でうがいができない人へは、スポンジブラシを使います。スポンジブラシに水分を含ませるためと、スポンジブラシの汚れをすすぐためのコップは別に用意すると、なお良いでしょう。

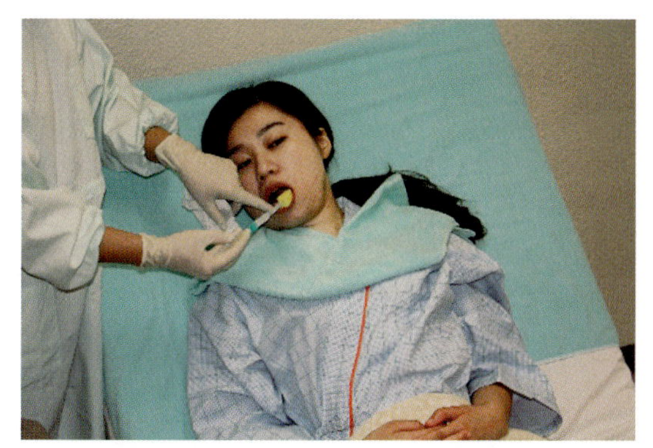
図５　なでるように痛くなく行う

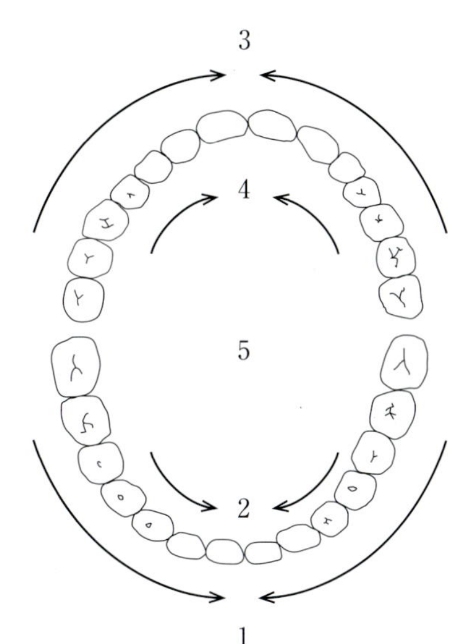

１：下顎歯列外側　４：上顎歯列内側
２：下顎歯列内側　５：舌
３：上顎歯列外側
図６　スポンジブラシの手順

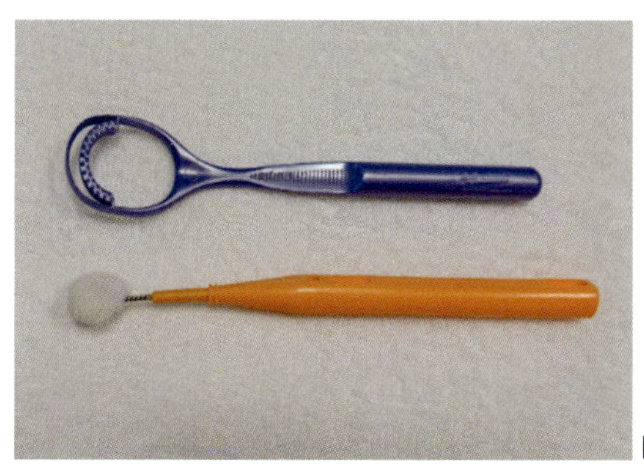
図７　舌ブラシ（上）、モアブラシ®（下）

５．うがいができない場合の介助

自分自身でうがいができない方への介助の順番は、

１）首を横に向けて、介護者がスポンジブラシで口腔内を潤します。口腔内が乾燥している場合は、保湿剤を使用して粘膜の湿潤を確認してから行うとよいでしょう。水分のむせ込みや誤嚥を防ぐために、スポンジブラシの水分を十分絞ってから行います。

２）スポンジブラシを用いて、口腔内の汚れをこまめに拭き取りコップの水を交換します。すすいだコップの水が透明になることを終了の目安としましょう（図５）。

３）スポンジブラシは奥から正面へ、反対側の奥から正面へ向けて操作します（図６）。また、舌は舌ブラシ、上顎の粘膜はモアブラシ（㈱オーラルケア）を使用すると簡便に効率よく汚れを除去できます（図７）。

（日本赤十字豊田看護大学　東野　督子）

参考文献

１）菱沼典子，小松浩子編集：看護実践の根拠を問う，南江堂，東京，2007.

２）Okubo N, et al：Effect of aided and unaided support of the neck while sitting（with back support）, on autonomic nervous system activities, Japan Journal of Nursing Science, 2：33~39, 2005.

2 どうしたら上手に歯磨きをしてあげられますか？

上手な歯磨きとは、歯に付いた食べカス、歯垢などをきれいに取り除くことです。介護者、要介護者の負担を少なくするために安全、効率よく行う事が大切です。

そのために、食べカスや歯垢がどこに付きやすいのかを事前に理解する事が必要になります。例えば、体の半身に麻痺がある場合、麻痺側に汚れが多く付く傾向があることを踏まえ、確認をしてから清掃を行いましょう。

歯は、機能や形態的特徴から「噛み合わせの溝（咬合面）」、「歯と歯ぐきの境目（歯頸部）」、「歯と歯の間（隣接面）」が食べカスや歯垢が付きやすい場所です（図８）。

これらの部位に歯ブラシの毛先を直角に優しく押し当て、小刻みに横に動かし（２～３mm）、機械的に取り除きます。この清掃方法は、スクラビング法と呼ばれ、汚れを効果的に取り除く事ができます（図９～11）。その際は、歯に歯ブラシの毛先を強く当て過ぎないように注意しましょう。強い力で磨くと肝心な歯ブラシの毛先が曲がり、歯垢に当たらず、取り除く汚れの量が減ってしまいます。また、不要な痛みを与えてしまう恐れがあるため、注意しましょう。

磨き残しを作らないためには、歯磨きの順番を決めるとよいです。いつも決まった

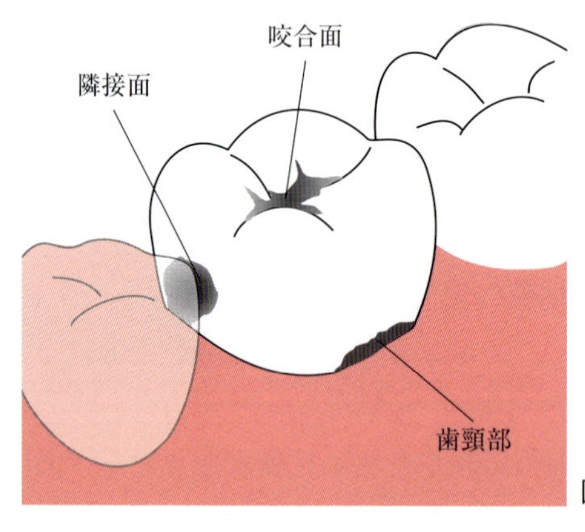

図８　汚れが付きやすい場所

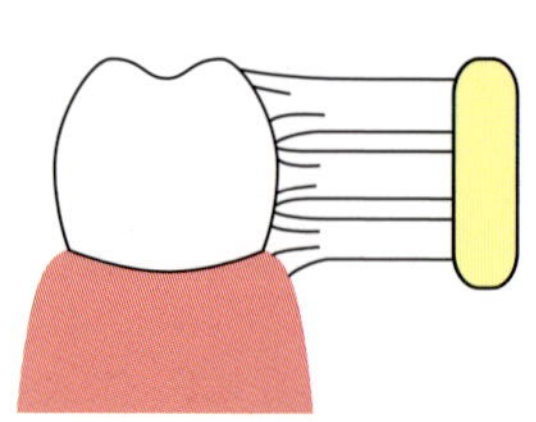
図９　歯ブラシの当て方（歯の表側）

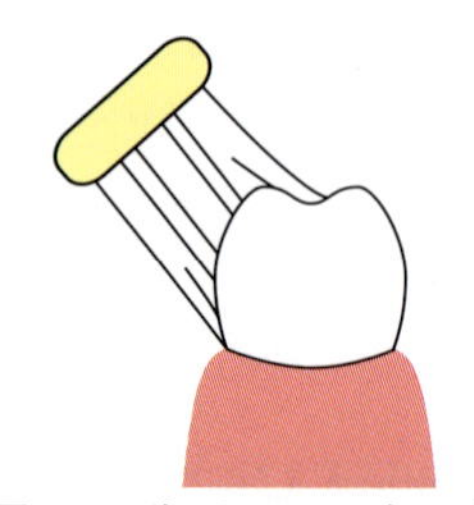
図10　歯ブラシの当て方（奥歯の裏側）

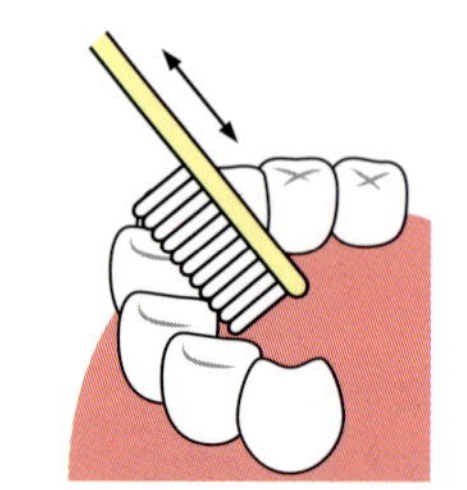
図11　歯ブラシの当て方（前歯の裏側）

場所から、１本の歯も残すことなく歯磨きを行うことを目標としましょう。入れ歯が入っている場合は、入れ歯を外してから口の中の清掃を行いましょう。

以上が基本的な清掃方法です。以下は状態別の清掃方法について詳細を述べていきます。

1．見た目で歯がない人

1）歯がない人

歯がない人は、歯磨きの必要はありません（図12）。しかし、粘膜、舌は不潔になるため、口の中の清掃は必要となります。スポンジブラシを使い、上顎、下顎、頬の粘膜、舌の汚れを奥から手前に掻き取るように動かします。スポンジブラシは濡らした後、水分を絞ってから使用しましょう。スポンジブラシに付着した汚れは水洗い、またはペーパータオル、ウェットティッシュ等で拭き取ります。

2）歯の根だけが残っている人（残根歯）

見た目で歯がなくても歯の根だけが残っている人は、歯の根に付いている歯垢と歯ぐきの境目の歯垢を取り除く必要があります（図13）。歯ぐきに歯ブラシの毛先が当たるため、軟らかめの歯ブラシを選択するとよいでしょう。歯ブラシは細かく動かし、歯垢などの汚れを取り除きましょう。

2．歯が少しある人

隣り合う歯がなく、歯が孤立した状態で生えている人は、歯ブラシを介護者が左右入れやすいほうから入れ、１本ずつ磨く方法が適しています。歯の面を表側、裏側、左右の４面と考え、４面それぞれに歯ブラシの毛先を直角に当て、前後に細かく動かし、１面ずつ丁寧に磨きましょう（図14）。

入れ歯の金属の針金がかかる歯は、汚れが付きやすいです。歯ブラシ以外に歯間ブ

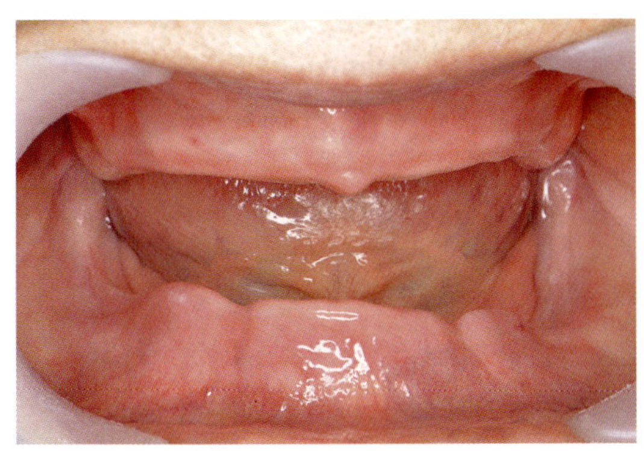

図12　歯がない人

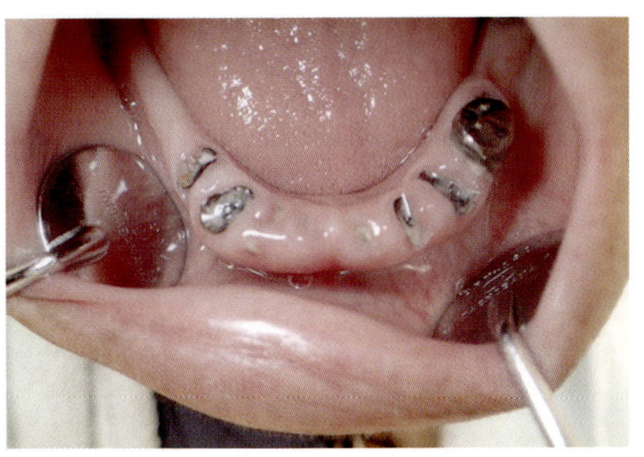

図13　残根歯

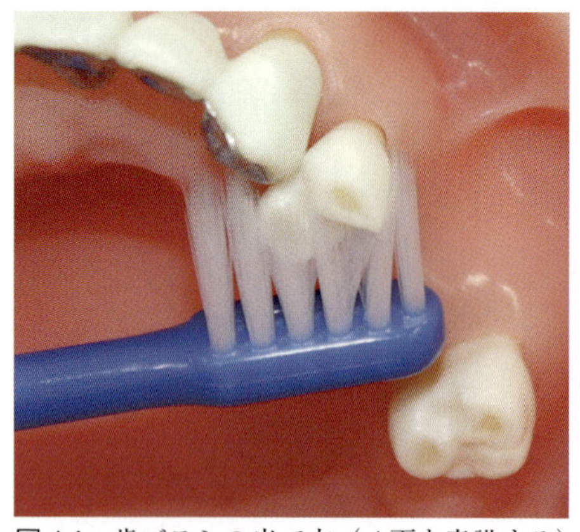
図14　歯ブラシの当て方（4面を意識する）

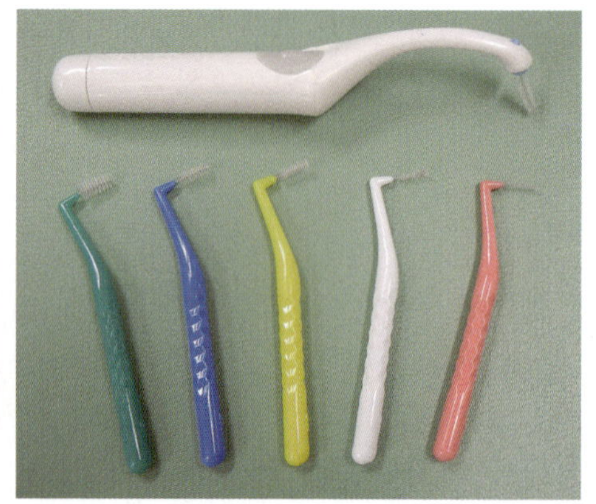
（長田　豊、他：障がいのある方の歯と口の問題と対応法、P. 27、口腔保健協会、2015）
図15　歯間ブラシ

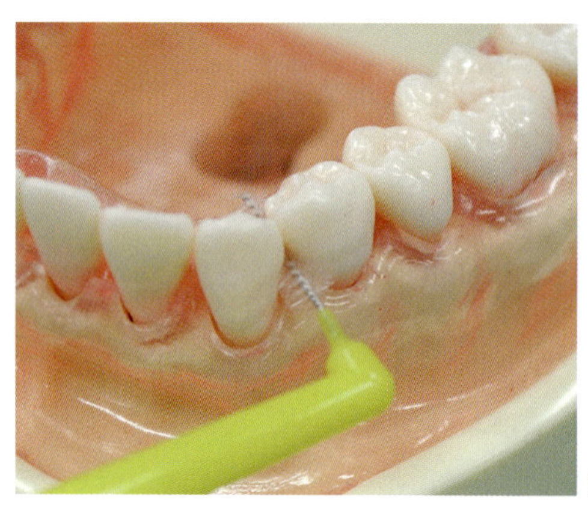
図16　歯間ブラシの使用方法

ラシを併用するのもよいでしょう（図15、16）。最初は難しいかもしれませんが、慣れると効率よく歯と歯の間を清掃する事ができます。歯間ブラシは、歯と歯の間にすきまのある部位や、ブリッジ（歯に橋のように固定した被せ物）の下を清掃するのに適しています。また、歯がない部分の清掃は、スポンジブラシを使用しましょう。

3．口を開けない、噛む人

口を開けない人に対しては、無理に口をこじ開けることは避け、口以外の部分のマッサージを行います。まずは、額と頬のマッサージを行い、口の周りの筋肉の緊張をゆっくりとほぐしましょう（図17）。少し唇が緩んできたところで、手で下顎を下に軽く押し下げ、口を開けます。それでも、歯を食いしばり口を開こうとしない場合には、まずは無理をせず唇を指で除き、歯の表面などできるところの清掃を行いましょう。

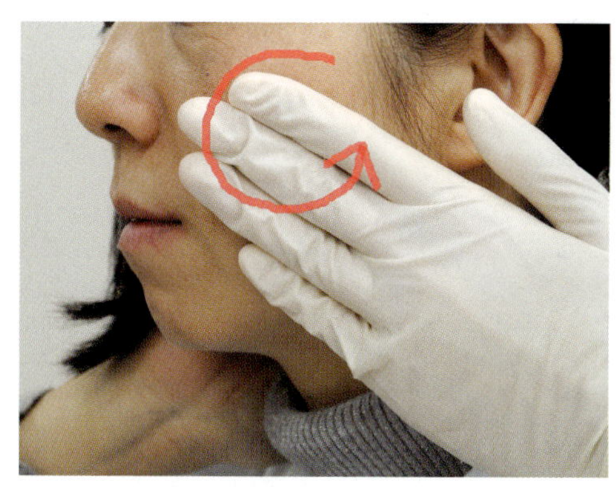

図 17　頬のマッサージ

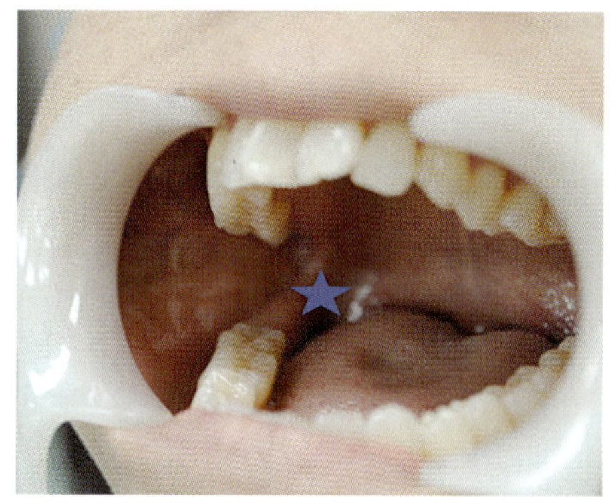

図 18　K-point
K-point を軽く爪で圧して刺激すると口を開けてくれます。ただし個人差はあります

ここで、刺激を与えると反射的に口を開けるポイント（K-point）を紹介します。K-point 刺激とは、下顎の最も後方に隆起している部位（臼後三角後縁）のやや後方かつ内側（図 18　★印）で軽く爪で圧迫刺激を加えると開口が促されます。この方法は、個人でも左右差がみられたり、人によって効果の程度に差があります。効果がみられないからと強く圧迫しないよう注意しましょう。

噛む人の口腔ケアを行う場合は、指を噛まれないよう介護者は気をつけなければなりません。指を口の中に入れ、唇や頬を除く際には、歯と頬の粘膜の間、歯と唇の間に指を置くようにします。奥歯の噛み合わせや前歯の先端には、指を置いてはいけません。また、清掃に使用している器具を噛んだ場合は、慌てて無理に取ろうとすると、破損してしまい器具の先が口の中に残り、誤飲（食道に入ること）することが考えられます。時間をかけて頬の緊張を解き、緩んだところで、口の外に出すようにしましょう。

４．入れ歯の取り扱い

口の中を清潔に保つためには、歯や粘膜だけではなく、入れ歯の清掃も必須です。入れ歯を入れたまま歯磨きを行うと、入れ歯と接している歯、粘膜の清掃を十分に行うことができません。したがって口腔ケアの際は、まず入れ歯を取り外しましょう。取り出した入れ歯もブラシや洗浄剤で清掃を行います。

1）入れ歯の着脱

要介護者の唇、頬に力が入っていると取り外しが難しくなるので、力を入れずに軽く口を開けてもらうと良いでしょう。筋肉が弛緩した状態であると、指で唇、頬を十分に押し広げることができます。

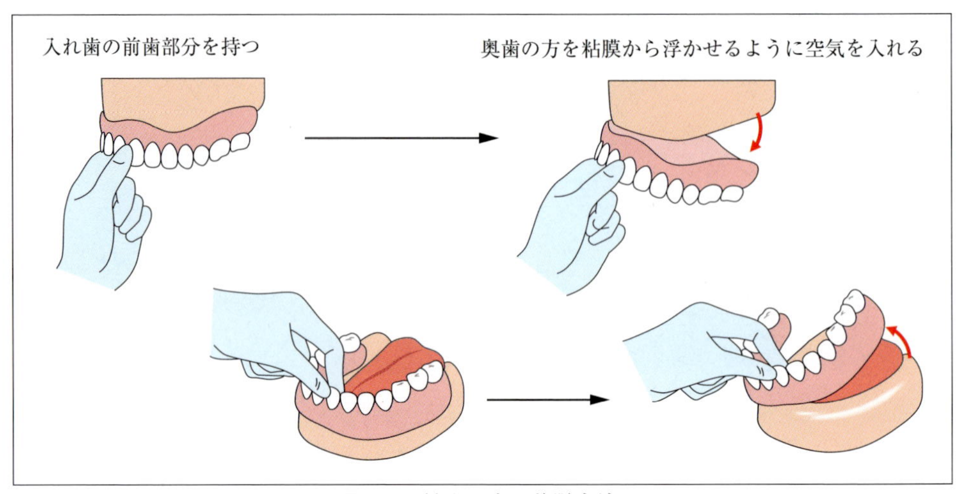

図19　総入れ歯の着脱方法

①総入れ歯（全部床義歯）の着脱

上顎の総入れ歯は、親指と人差し指で入れ歯の前歯の部分を持ち、入れ歯の奥の方を下に下げるように、粘膜から離すと外しやすいです。入れ歯が上顎から外れたら、そのまま口の外に出します。下顎の総入れ歯は、親指と人差し指で入れ歯の前歯の部分を持ち、奥の方を上に持ち上げるように、粘膜から離すと外しやすくなります（図19）。入れ歯が下顎から外れたら、そのまま口の外に出しましょう。装着する際は、指で口角を押し広げ、入れ歯の片側の後ろの部分から90度回転させながら口の中に入れます。入れ歯が口の中に入ったら、前歯の中心を顔の中心に合わせ、粘膜に合うようにゆっくりと力を加え、所定の位置に指でしっかり圧接します。

②部分入れ歯（部分床義歯）の着脱

部分入れ歯は、小さいものから総入れ歯とほぼ同じ大きさのものまであります。小さな部分入れ歯の着脱の際は、口の中に落下させて誤嚥、誤飲させないよう注意しましょう。部分入れ歯は、着脱が可能な方向が決まっているので、無理に力を加えても着脱方向が異なると外れません。加えて、歯にかかっている針金状の金属（クラスプ）の変形や、痛みを伴うことがあります。着脱可能な方向を理解し、入れ歯のふちに指をかけ、適切な方向に力を加えてはずします（図20）。小さい入れ歯の装着の際は、まず入れ歯の向きを確認し指で口角を押し広げ、口の中を観察しながら装着部位に入れ歯を持っていきます。次に装着方向に向かって指で加圧し、所定の位置まで圧接します。

総入れ歯と同じくらいの大きさの入れ歯の装着は、総入れ歯と同様に片側の後ろ部分から入れ歯を回転させながら口の中に入れ、入れ歯を適切な位置に持っていき、装

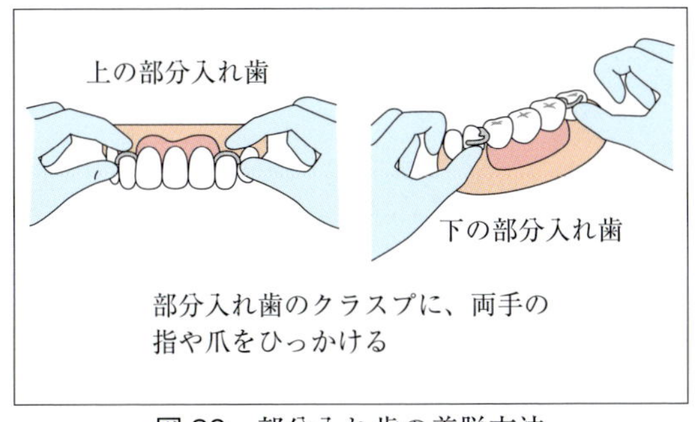

図20　部分入れ歯の着脱方法

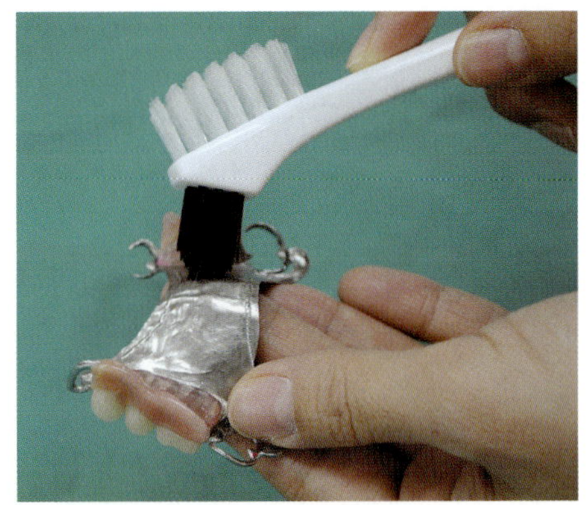

図21　義歯清掃器具を使い分ける

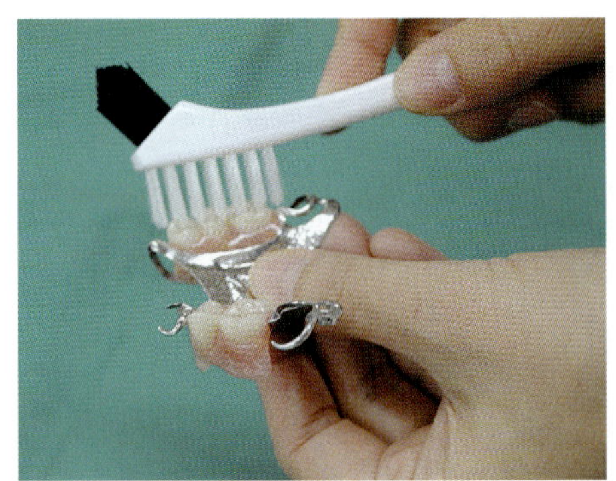

図22　義歯用ブラシ

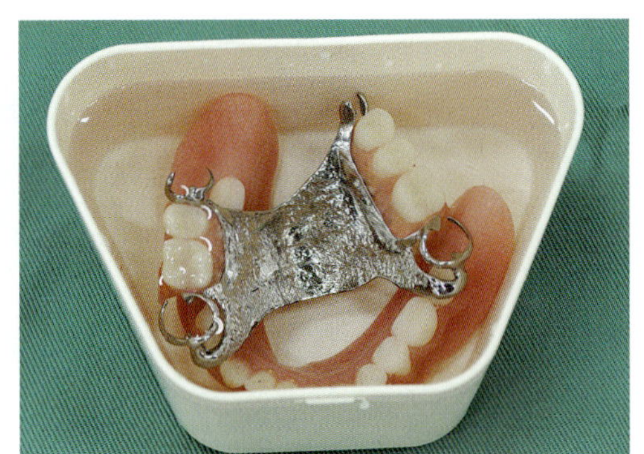

図23　水中に保管し、乾燥を防ぐ

着方向に向かって指で加圧し、所定の位置まで圧接しましょう。

部分入れ歯を装着したら軽く噛んでもらい、適切な位置にあることを確認します。なお、歯や粘膜の損傷、入れ歯の変形、破損を防ぐために、入れ歯を噛みこんで装着してはいけません。

２）入れ歯の清掃

入れ歯は、入れ歯用の清掃器具・洗浄剤を使用し、表側、裏側ともに清掃を行います。入れ歯の針金状の金属の箇所は、汚れが付きやすいので十分に清掃しましょう（図21、22）。清掃の際、入れ歯が落下し破損する恐れがあるため、洗面器などに水を張り、その上で清掃を行うと破損を防止できます。

入れ歯にも口の中と同様に、汚れが付き微生物が繁殖しています。洗浄剤を使用し、微生物の殺菌を行うと良いでしょう。就寝時は入れ歯は外して、粘膜を休ませることが望ましいです。その際、入れ歯は水中で保管しましょう（図23）。

（ナゴノ福祉歯科医療専門学校 歯科衛生士科　前田　恭子）

3 口臭を失くすには

1. 口臭の原因

口臭は、口から臭うものと、胃から臭うものがあります。ここでは、口から臭う口臭の原因について述べていきます。口臭の臭い成分は、揮発性硫黄化合物です。これは、口の中に存在する微生物が食べカスや歯垢、自然に剥がれ落ちた粘膜に含まれるタンパク成分を代謝する過程で作られています。特に「歯科疾患がある」「舌に汚れが付いている」「口の中が乾燥している」と、臭いの成分が多く発生する傾向にあります。

1）歯科疾患

歯科疾患には「う蝕（むし歯）」「歯周病（歯槽膿漏）」があります。う蝕によって歯に穴ができると、食べカスが入り込み、多量の揮発性硫黄化合物が作られ口臭の原因になります（図24）。歯周病は、進行すると出血や膿が歯の周りから発生します（図25）。

2）舌の汚れ

舌の汚れは「舌苔（ぜったい）」と呼ばれ、文字が表す通り、舌の表面に苔のように付いた汚れです（図26）。舌苔は、舌の表面に食物のカス、自然に剥がれた粘膜などが堆積して作られます。正常でも薄く膜が張ったような舌苔がみられますが、問題はありません。高齢者、要介護者は、舌の運動や唾液の量の減少に伴い自浄作用が低下し、厚く堆積した舌苔がみられることがあります。

3）口の中が乾燥している

口の中を潤す唾液は、消化、免疫に重要な役割を果たしています。その他にも唾液

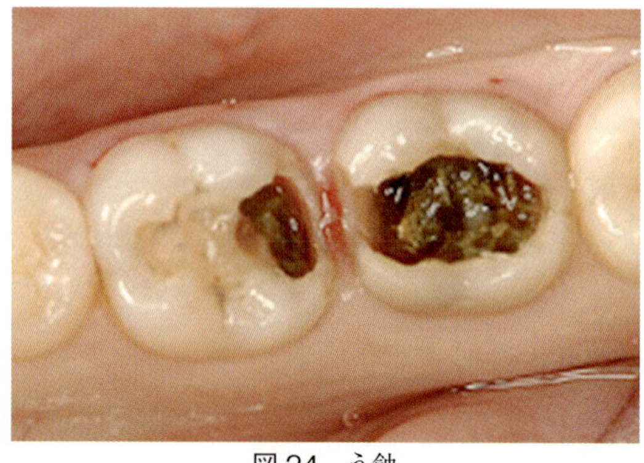

図24　う蝕

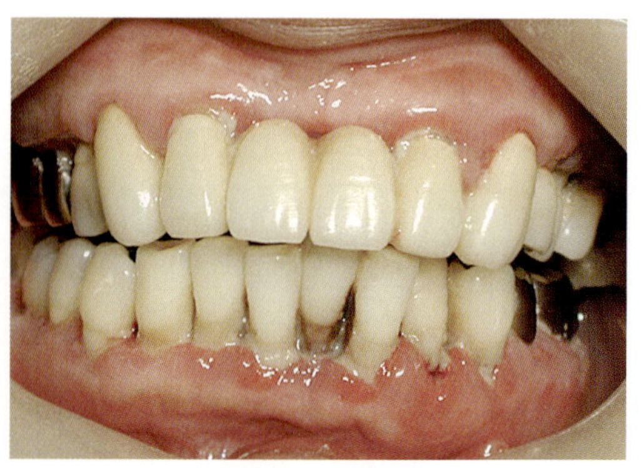

図25　歯周病

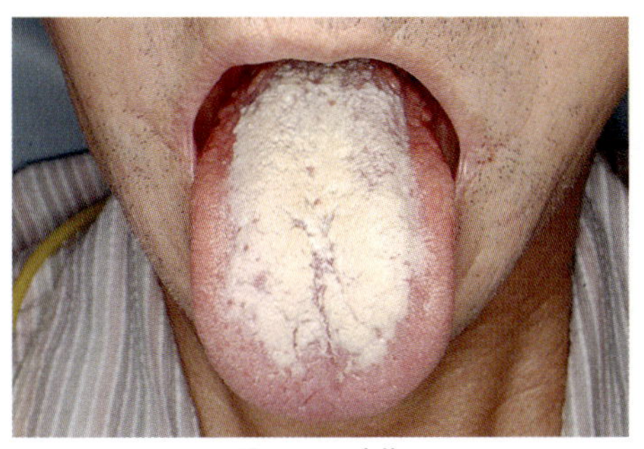

図26　舌苔

表１　口腔乾燥を起こしやすい薬

鎮痛薬
抗うつ薬
抗けいれん薬
中枢性筋弛緩薬
抗パーキンソン病薬
抗精神薬
抗コリン薬
抗ヒスタミン薬
利尿薬
気管支拡張薬
降圧薬

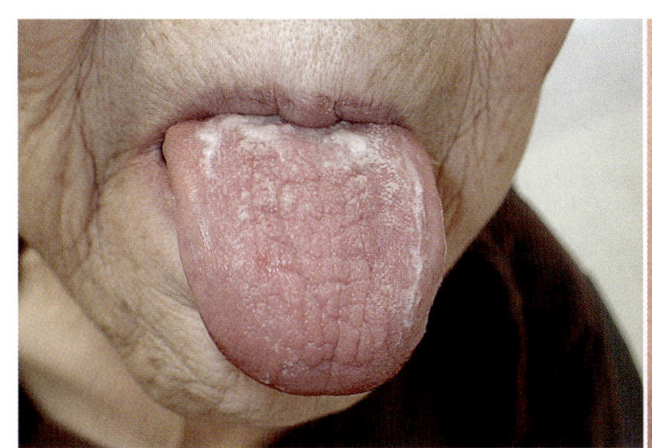

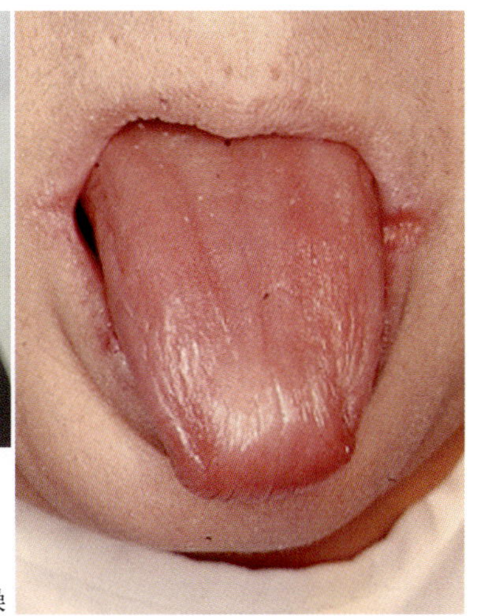

図27　口腔乾燥

は自然に口の中を浄化したり、食べ物を飲み込みやすくする役割も担っています。加齢と共に唾液の出る腺が縮み、機能が低下すると口の中が乾燥します（図27）。

また、糖尿病、降圧薬や向精神薬などの薬の服用による副作用（表１）、放射線治療の後遺症といった理由からも、唾液の量は少なくなります。乾燥すると食べ物が飲み込みにくくなり、口の中で停滞し、衛生状態が悪いと微生物が増加します。

2．原因を取り除く方法

1）歯科疾患

可能であればまず、歯科治療を受診します。通院が難しい場合は、訪問歯科診療を行っている歯科医院に相談し、治療を行います。歯石は、歯垢が唾液により石のよう

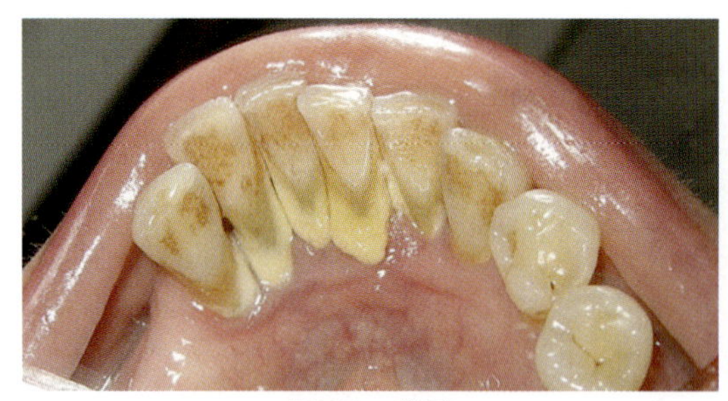

図 28　歯石

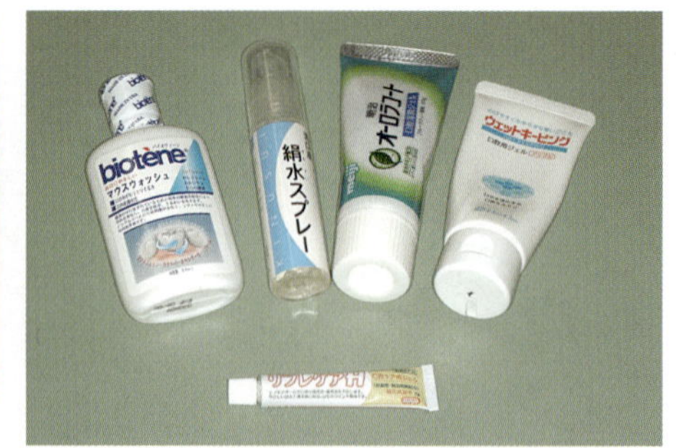

（長田　豊、他：障がいのある方の歯と口の問題と対応法、P. 27、口腔保健協会、2015）
図 29　保湿剤

に硬く変化したものです（図 28）。

歯石は、微生物の“すみか”であり、簡単に取り除くことができないため、歯科医師または歯科衛生士に取り除いてもらうと良いでしょう。歯科疾患の治療と並行しながら、食べカスや歯垢を取り除き、口の中を清潔に保つことが有効です。

2）舌苔

舌の表面に厚く付いた舌苔は、軟らかい歯ブラシやスポンジブラシを使用し取り除きましょう。その際は、舌を傷つけないよう注意します。一度ですべてを取り除く必要はなく、軽い力で保湿しながら行うことが理想です（16 頁参照）。

3）口腔乾燥

口腔乾燥の原因が唾液の分泌量の減少であれば、唾液分泌を促すようなマッサージが有効です。唾液線マッサージについては、本章の「6．口の中と顔のマッサージ、運動、体操」（18 頁）において述べます。また、口の中を保湿する保湿剤の使用も効果的です（図 29）。薬の副作用で唾液の量が減ったり、薬の相互作用で口腔乾燥が起こる可能性があるため、口腔乾燥が認められた場合は医師、歯科医師に薬の変更ができるか相談すると良いでしょう。

（ナゴノ福祉歯科医療専門学校 歯科衛生士科　前田　恭子）

参考文献

1）八重垣健，宮崎秀夫，川口陽子：臨床家のための口臭治療のガイドライン，クインテッセンス出版，東京，2000.
2）宮崎秀夫編：口臭診療マニュアル　EBM に基づく診断と治療，第一歯科出版，東京，2006.
3）川口陽子編：「息さわやか」の科学，明治書院，東京，2009.

4 すぐにむせる人の口腔ケア

1．高齢者の誤嚥

むせとは、誤って気道に入ってしまった異物を外に出そうとして行われる防御反応です。高齢になり今までの神経反射や機能も衰えてしまうと、本来、食道に送り込まなければならない食べ物や水分、唾液が気管や肺に誤って落ち込むことにより、誤嚥が生じます。また、高齢者の肺炎の約７割が誤嚥性肺炎といわれています。

高齢者はわずかな誤嚥でさえ、命を脅かすことがあるので注意が必要です。なぜ高齢者に誤嚥が多いのでしょう。高齢者は喉頭の位置が下がるため、嚥下の際気道の封鎖が間に合わず、喉頭侵入しやすいのです。特に水がむせやすいです。液体の垂れ込みによるむせを防ぐために、歯磨剤、含嗽剤（がんそうざい）、保湿剤を使用する場合は、垂れにくいものを使用しましょう。

唾液や水分は適宜出してもらうか、吸引器を使用するとよいです（図30）。また、吸引器に取り付け可能な歯ブラシ、スポンジブラシもあります（図31）。

2．口腔ケアを行う場合の注意点

磨きにくいからといって無理に口を開け、長時間口腔ケアすることは、むせの原因や誤嚥につながると考えられます（図32）。むせる原因が誤嚥の場合は、発熱など全身状態に変化がないか注意しましょう。

特に脳梗塞後の方は、嚥下機能を検査してもらい、医療側から指導を仰ぐ方が良いでしょう。そうすることで、口腔ケアに限らず、適切な食べ物の形態、量、姿勢を確

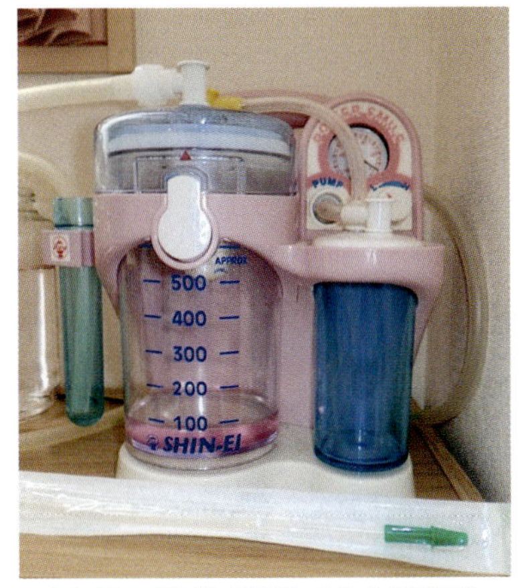

図30　家庭で使用できる吸引器

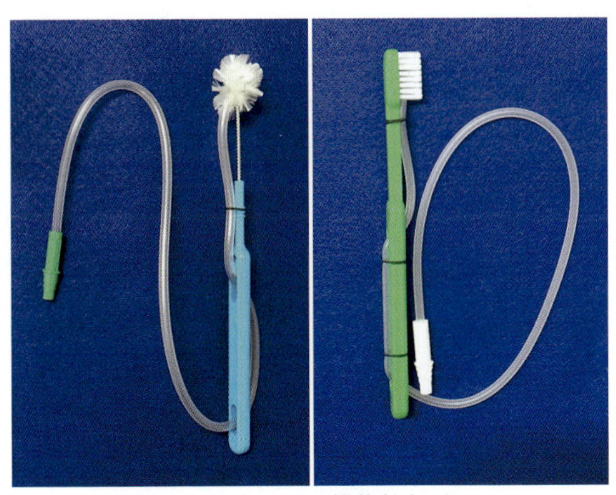

図31　給水・吸引機能付きブラシ

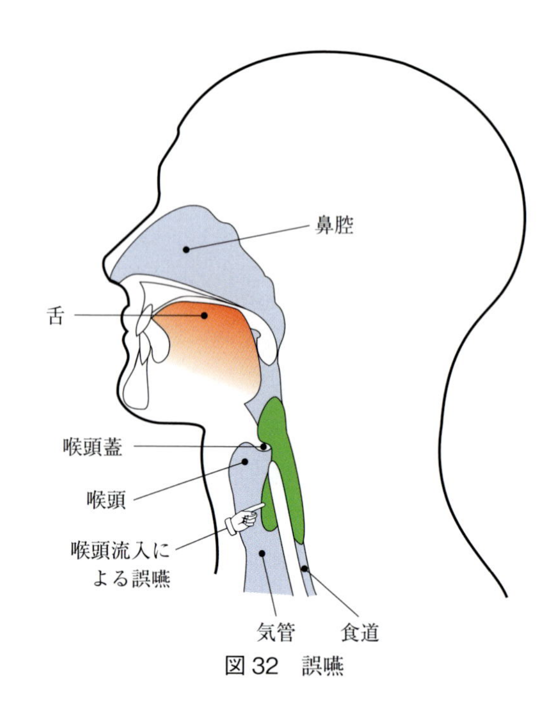

図 32　誤嚥

認できますので、家庭でも安全な経口摂取が継続できます。

また、嘔吐反射（絞扼反射）といって奥歯を磨く際に敏感に吐き気をもよおす方がいます。そういった方には刺激をなるべく小さくするために、小さめの歯ブラシで優しく磨くことをお勧めします。上顎の内側の奥の粘膜に触れると、吐き気をもよおしやすくなります。

嚥下機能を回復する訓練として、頭部挙上訓練があります。水平に寝てもらった状態で、頭だけを上げて足のつま先を 10 秒間見てもらいましょう。その際に、のど仏に力を入れることを意識してもらいます。

このような訓練は、固くなった部分をほぐし、水分や食物を食道へ送り込むのに必要な筋肉を鍛え口の機能を向上させ、誤嚥を防ぐことが可能となります。無理はせず、できる範囲で行っていくことが大切です。

（ナゴノ福祉歯科医療専門学校 歯科衛生士科　前田　恭子）

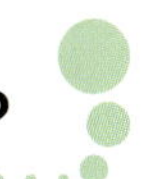

5 舌苔（ぜったい）って、なんですか？そのままではいけないの？

1．舌苔とは

舌苔とは、舌の表面から根元にかけて付着する黄白色の堆積物のことをいいます(図33、34)。微生物や自然に剥がれ落ちた粘膜上皮、唾液の成分などから構成されています。その付着量や色は個人差があり、口の機能や全身の健康状態によっても変化します。

舌の表面には細かな凸凹があるため、微生物が付着し生育するのに適した環境となっています。

2．舌苔が及ぼす影響

1）口臭

舌苔は口臭の原因にもなります。口臭の主な臭気成分は、口の中の微生物が食べカスや剥がれ落ちた粘膜上皮、歯垢などに含まれるタンパク質を分解する過程で作られる揮発性硫黄化合物です。

舌苔は微生物の格好の“すみか”になっているため、歯垢と同じように、丁寧に取り除かなければなりません。

2）味覚障害

舌苔は、要介護者が楽しみにしている食事に対しても影響を与えます。それは舌が舌苔に覆われることで、味蕾（みらい）と呼ばれる舌に存在する味を感じ取るセンサーに味の成分が到達するのを阻害し、味覚障害を引き起こすことがあるからです。また、微生物の温床である舌苔には、舌炎、口内炎、誤嚥性肺炎の原因菌が存在するため、歯垢と同じように丁寧に取り除くことが必要です。

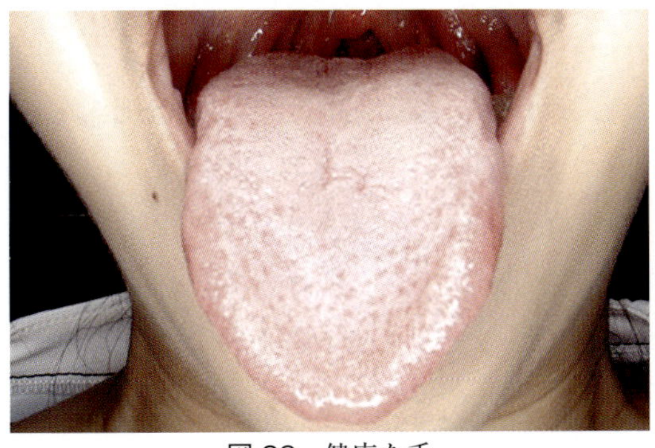

図33　健康な舌

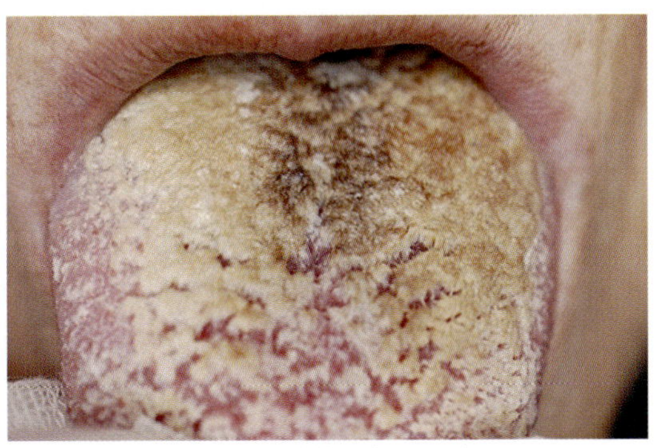

図34　舌苔が付いた舌

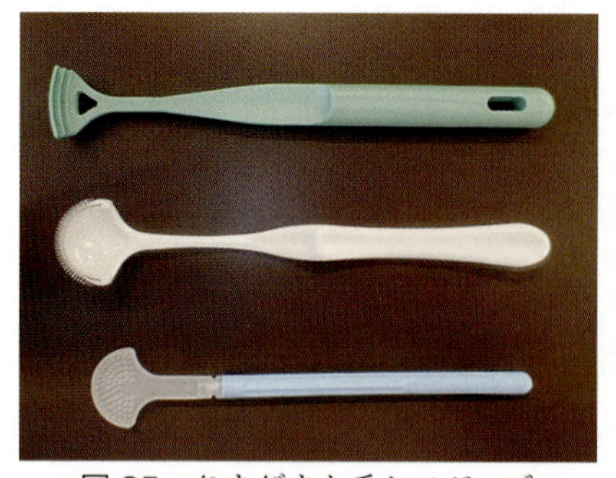

図35　さまざまな舌ケアグッズ

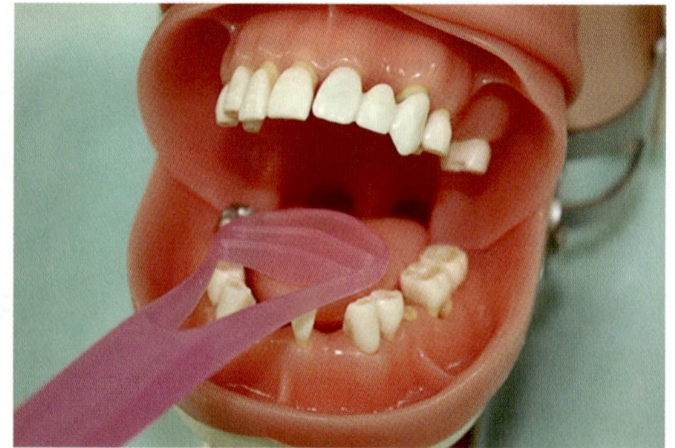

図36　舌ブラシを使用する様子

表2　舌ケアの注意事項

- 最大１日１回までとする
- 長時間行わない
- 舌を前方に出し、鏡で汚れを確認する
- 歯磨剤、洗口剤は必要ない
- 痛み、腫れ、出血がある場合は中止

しかし、健康な舌表面にも薄い白い舌苔があり、舌苔を完全に取り去るような過剰な清掃は危険です。舌の清掃で注意すべきことは、磨き過ぎです。舌苔が付いていないピンク色の舌乳頭（舌の表面の細やかな突起）が露出している場合は、磨き過ぎの可能性があります。このような時は、正常な状態に戻るまで経過を見て、舌表面を傷つけないように過剰に付着した舌苔だけを取ると良いでしょう。多量に汚れが付いている場合も一度に除去する必要はなく、数日かけて少しずつ取るようにしましょう。

舌清掃には専用の器具（３章－１参照: 66頁）が数多く販売されています（図35、36）。最近では、電動歯ブラシの先に舌ブラシを専用でつけられる器具もあります。また、通常の歯ブラシでの清掃も可能です。重要なことは、舌は非常に傷つきやすいため、器具を適切に使用することです（表２）。どの器具も、先端部分を強く押し付けてゴシゴシ磨いてはいけません。舌苔の面積や厚さで付着量を考慮し、なでるように舌の上を後方から前方の方向へ優しく丁寧に動かすと良いでしょう。わからなければ自己流では行わず、医療従事者に相談してください。

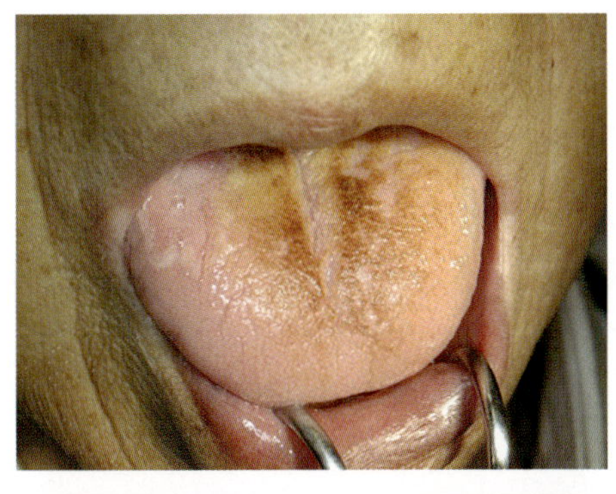

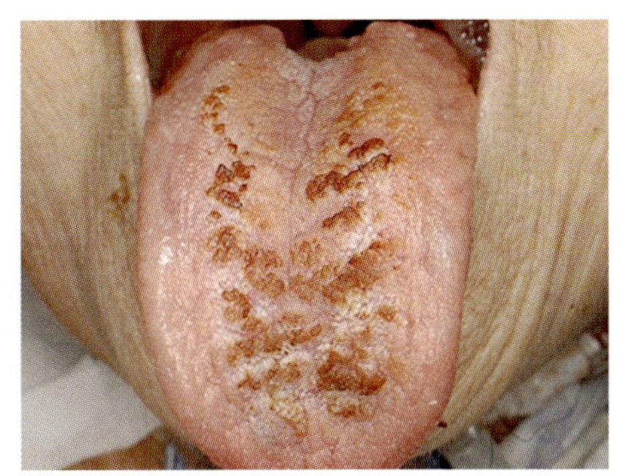

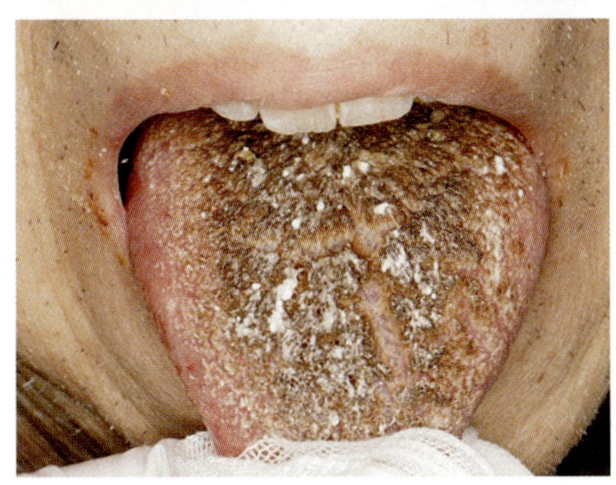

図37　黒毛舌

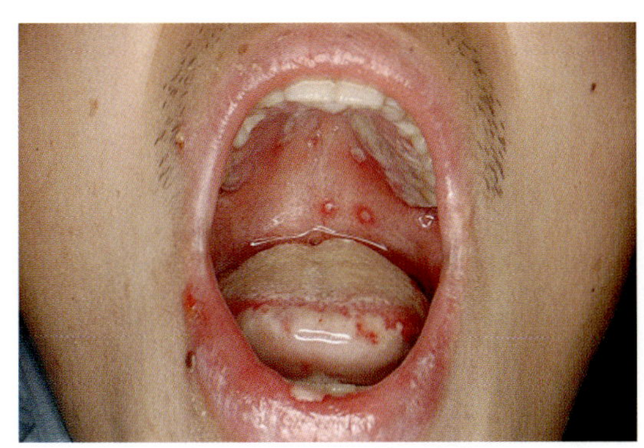

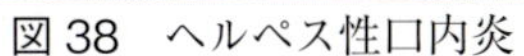

図38　ヘルペス性口内炎

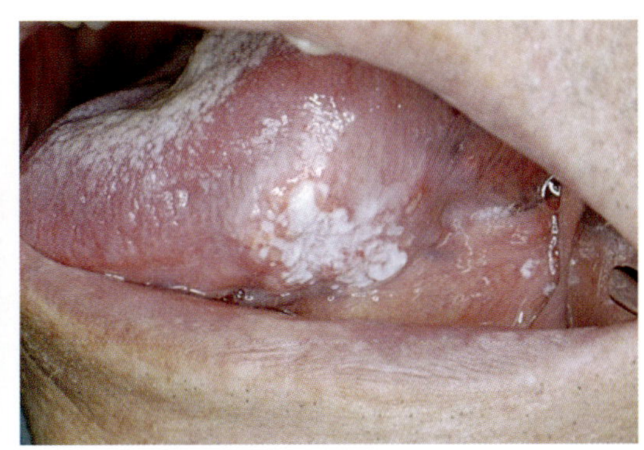

図39　舌癌

図37〜39のような舌の状態の場合は、清掃を一旦中止し、歯科での診察を受けてください。

（ナゴノ福祉歯科医療専門学校 歯科衛生士科　前田　恭子）

6 口の中と顔のマッサージ、運動、体操

口の周囲や舌、首などの筋肉を使って、食べ物や飲み物を喉から食道まで送り込む一連の動きを嚥下といいます。この能力が衰えてくると、通常は食道へ行かなければならないものが気管に入り込んでしまい、咳き込みやむせの原因となります。最悪の場合、肺に細菌が入り込むと肺炎を引き起こすこともあります。また、筋肉や唾液腺の衰えにより、食欲の減衰、滑舌が悪くなるといった悪影響もあります。

そのような場合、機能の回復訓練や、食事の前の準備体操としてマッサージ、運動、体操を行うと良いでしょう。自発的に行えないような消極的な時は、介護者が実施してあげると良いでしょう。毎日継続することが理想的ですが、すべてを行う必要はありません。訴えをよく聞き取り、積極的に取り組めるように環境を整えてあげることが必要です。

1．肩の体操

肩の力を抜きましょう。

①あまり勢いをつけずに肩をゆっくりと上げ、ストンと下ろしましょう（図40)。

②手の先を肩につけて肘を前後にゆっくり回しましょう。

2．首の体操（口腔周囲の筋肉をほぐす）

頭を押すとき、手に力を入れ過ぎないようにします。

①ゆっくりと後ろを振り返るように、左右に首を回しましょう。

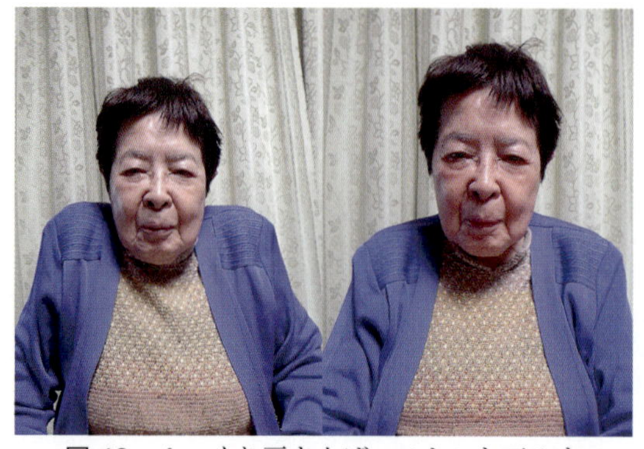

図40　ゆっくり肩を上げ、ストンと下ろす

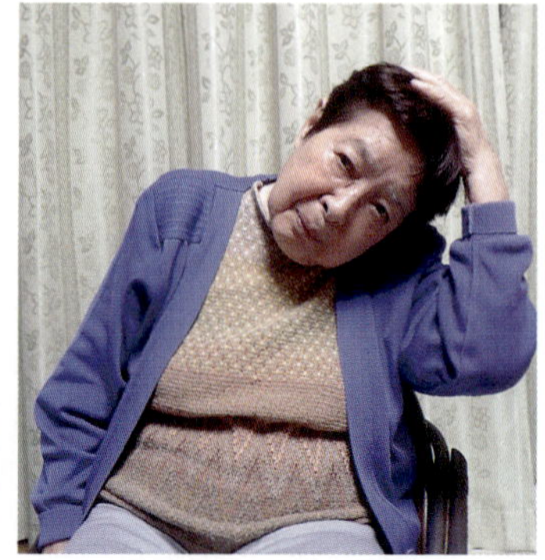

図41　手に力を入れすぎず、左右に首を倒す

②首を前後左右に倒します（図 41）。
※頸椎症など首に疾患がある場合は控えてください。

3．口の開閉（閉口動作による飲み込みの力を強化する）

ゆっくり大きく口を開けましょう。
①しっかり口を閉じて奥歯を噛みしめます。
②閉じるときは、口の中で舌を口蓋（上顎の粘膜部分）に押し当て、口角に力を入れましょう（図 42）。

4．唇の体操（口輪筋を鍛える）

唇の動きを意識して、大げさに動かした方が良いでしょう。自分で動かすのが難しい場合は、介護者が手指で唇を持って動かすとよいでしょう。
①「ウーッ」と発音するように、口を“ひょっとこ”のように尖らせます（図 43）。
②「イーッ」と発音するように、唇を横に引いて上下の歯を出すようにします（図 44）。

5．舌の体操（舌筋を鍛える）

ゆっくり大きく口を開けましょう。
①大きく口を開けたら、舌を上下左右に動かし、できるだけ前に出します。
②上唇をなめます。
③左右の口角をなめます（図 45）。
自分で舌の体操を行うのが難しい場合は、介護者が湿らせたガーゼ等で舌の先を挟み、前、右、左に軽く引張ってください。また、歯ブラシや舌ブラシで舌を横から押してあげるのもよいでしょう。

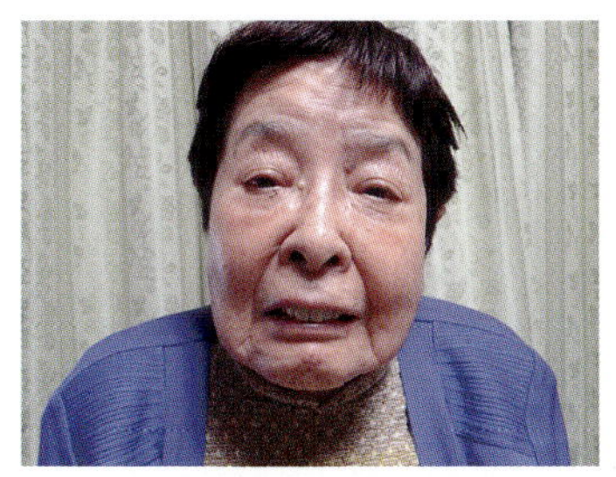
図 42　口を閉じて奥歯をかみしめる

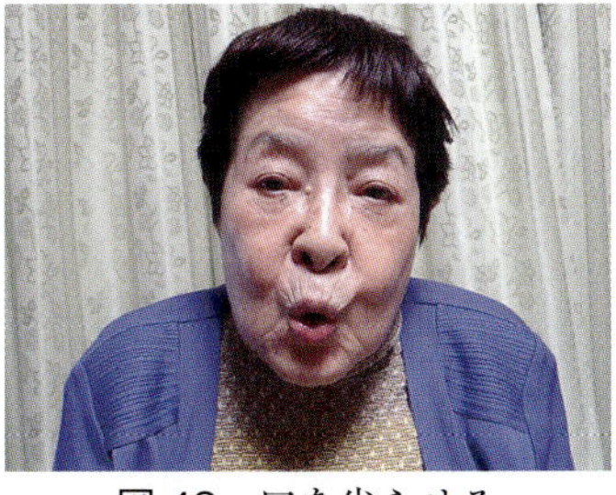
図 43　口を尖らせる

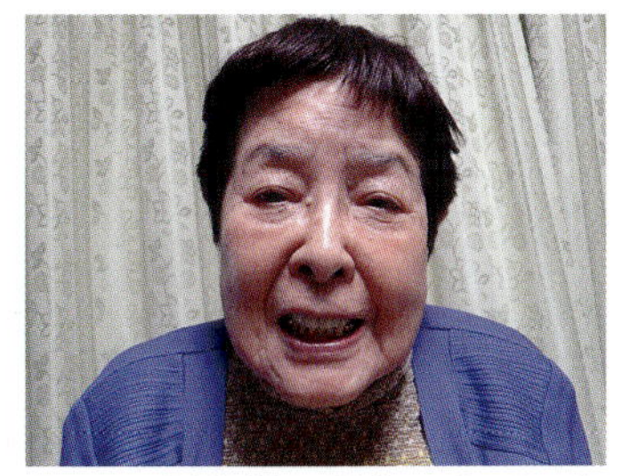
図 44　唇を横に引き、上下の歯を出す

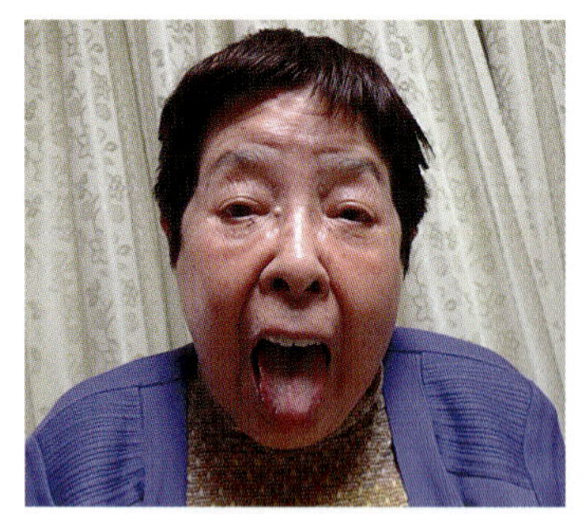
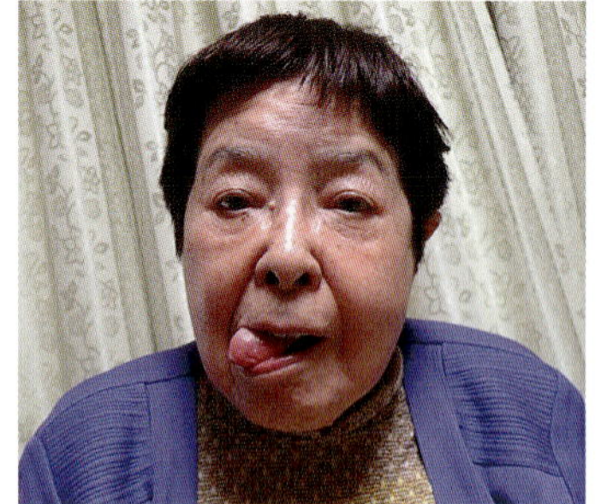

図 45　口を開け舌を上下に動かし、上唇をなめる

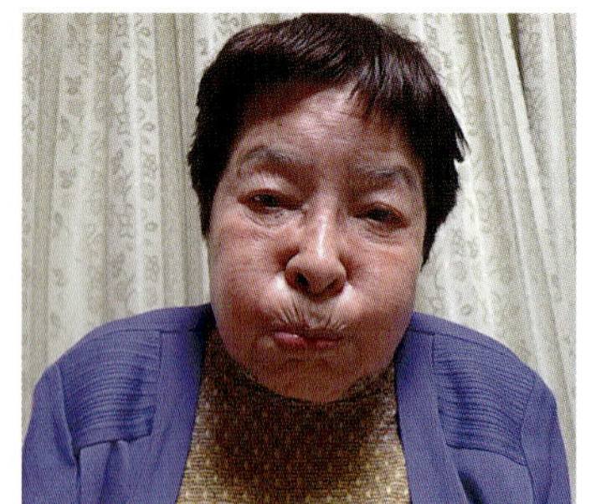

図 46　頬をふくらませる

6．頬を膨らます運動（口輪筋や咽頭、喉頭の筋を鍛える）

頬の両方と上下左右を風船のように膨らませ、舌の奥を口蓋に押し付け、口や鼻から息が漏れないようにしましょう（図 46）。

手やスポンジブラシなどで、上下に優しく頬粘膜を押し広げてあげるのもよいでしょう。

7．発音（口唇や舌の動きをよくする）

パ：唇をしっかりと閉じる事で発音される“パ”は、食べ物を口の中に取り込んで、こぼさないようにする筋肉の動きと同じです。

タ：舌先が上のあごに触れる事で発音される“タ”は、食べ物を噛む時や、噛み終えて飲み込む時の筋肉の動きと同じです。

カ：のどを閉める事で発音される“カ”は食べ物を飲み込み、食道まで送る時の筋肉の動きと同じです。

①パパパ、タタタ、カカカ、ラララとお腹から大きな声を出しましょう。

②パタカラを続けて発音しましょう。

早口言葉（青巻き紙赤巻き紙黄巻き紙、等）や、読みづらい詩や歌を歌うことも訓練になります。できるだけ大きな声を出しましょう。

8．咳をする運動（誤嚥しかけた時や痰が絡んでいる時に外に吐き出す力が強くなる）

介護者とお互い両手で押し合いながら、息を吸ってから一旦息を止め、お腹に力を入れてゴホンと強く咳払いをします。

９．口の周りの筋強化運動（口唇・口輪筋を直接的に鍛える）

歯と唇の間にボタンプルを入れて徐々に紐を引張ります。引張っている間、唇に力を入れます（５秒程度)。紐を自分で引張るのが難しい時は、介護者に引張ってもらいます。

※ボタンプル：直径約３cm のボタンに 30 cm 程度の紐を付けたもの。

10．深呼吸

手をお腹の上に置き、お腹を膨らませるように、ゆっくり鼻から息を吸い込みましょう。

口をすぼめながら、お腹をへこませるようにふぅ～っと、吸った時の倍の長さで吐きましょう。

11．嚥下

唾液をごっくんと飲み込みましょう。

12．唇、頬、舌のマッサージ

介護者が指や歯ブラシを使い、要介護者の唇、頬、舌をマッサージします。触って固い感覚があればそれをほぐし、伸ばすようにマッサージを行います。

上下の唇を親指と人差し指で軽くつまみ、上唇は下に、下唇は上に向かって伸ばすようにマッサージを行います（図 47、48)。

頬は、人差し指を口の中に入れ、頬の裏側を伸ばすようにマッサージを行います。その際、反対側の手のひらでマッサージを行っている頬を支えると行いやすいです（図 49)。

舌は人差し指で軽く押すようにマッサージを行います（図 50)。口の周りや舌だけではなく、背中側の首や肩を含めたマッサージも効果的です。

13．唾液腺マッサージ

唾液腺マッサージを行うと、唾液の出る量が増えて、乾燥した口が潤い、食べ物が飲み込みやすくなります。さらに舌もなめらかに動き、話しやすくなります。大きい唾液腺は３つ（耳下腺と顎下腺と舌下腺）存在しますので、各々のマッサージ法を紹介します（図 51、52)。

１）耳下腺マッサージ

耳下腺は顎の関節や耳よりやや下内側にあります。

手順は、人差し指から小指の４本の指を頬に当て、円を描くように回して指を前の

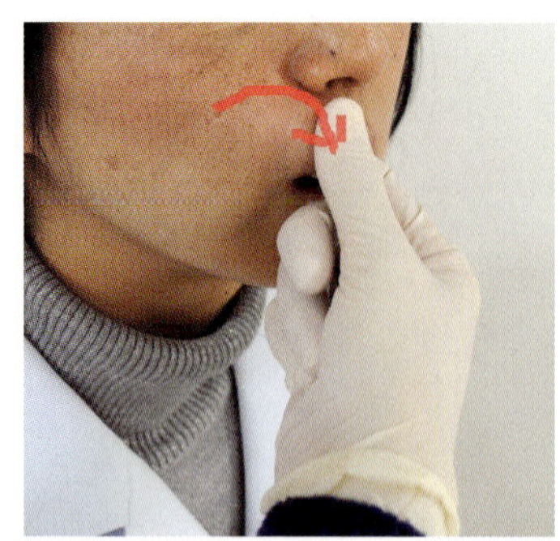
図 47　上唇のマッサージ

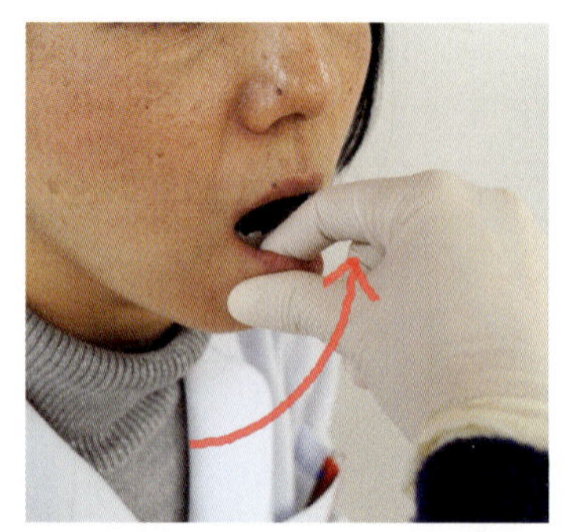
図 48　下唇のマッサージ

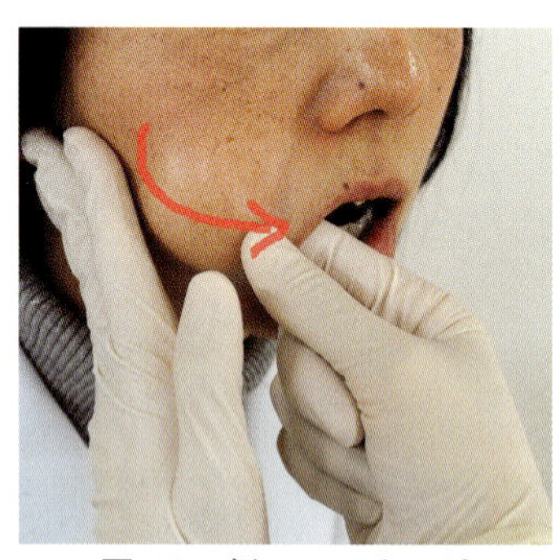
図 49　頬のマッサージ

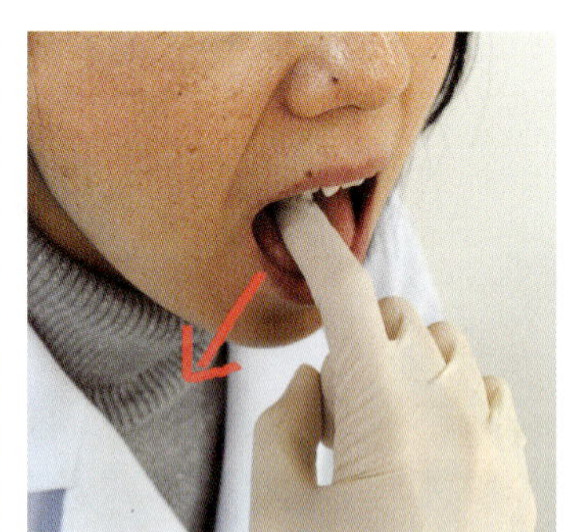
図 50　舌のマッサージ

方にもっていき、口を尖らます。

2）顎下腺マッサージ

顎下腺は下の顎の奥歯の内側辺りにあります。

手順は、親指を下の顎の骨の内側のやわらかい部分に当て、少し力を入れて押します。

3）舌下腺マッサージ

舌下腺は下の顎の中央、指２本分奥の部分にあります。

手順は、両手の親指をそろえ、下の顎の真ん中を真下から押します。

（ナゴノ福祉歯科医療専門学校 歯科衛生士科　前田　恭子）

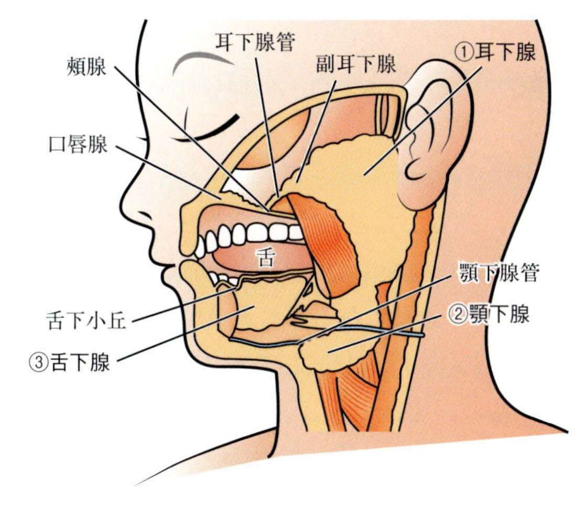

図 51　唾液腺

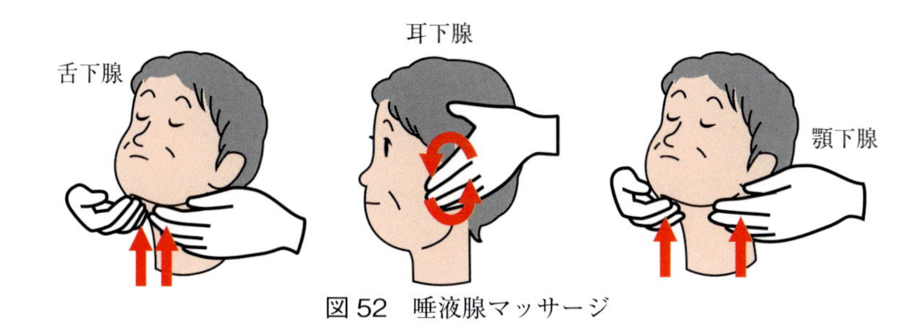

図 52　唾液腺マッサージ

参考文献

1）日本摂食嚥下リハビリテーション学会医療検討委員会：訓練法のまとめ（2014 版），日摂食嚥下リハ会誌，18（1）：55〜89，2014.

2）遠藤優子，江川広子：特別養護老人ホーム入所者における口腔機能訓練の口腔機能向上への効果，明倫紀要，18（2）：32〜39，2015.

3）塚越知美，渋谷映栄，他：口腔内乾燥している患者に唾液分泌マッサージを取り入れた口腔ケアの効果，日本看護学会論文集成人看護Ⅱ，2007.

4）柿木保明：口腔乾燥症の患者さんへの対応，デンタルハイジーン，22：614〜617，2011.

5）晴山婦美子，他：“状態別ケアテクニック”．看護に役立つ口腔ケアテクニック，医歯薬出版，東京，108，2012.

7 口から食事ができない人への口腔ケア

1．口腔ケアはなぜ必要か

加齢や病気の後遺症で、必要な食事をすべて口から摂取するのには時間がかかり、体力的にも困難になり、胃瘻を造設したり、経鼻胃管を挿入している方は多くみられます（図 53）。食物が口の中を通過しなくなると食物の残渣は見られなくなるものの、非常に不潔になります（図 54）。それは、口を動かさなくなったことで唾液の量が減り乾燥した状態になり、細菌が増殖することが原因です。

そして口腔内の細菌が増殖すると、むせの増加や呼吸状態が不良となる原因になってしまいます。これらの予防のために口腔ケアは必要です。また、爽快感も得られるので気分のリフレッシュになり、生活リズムや現実感を取り戻す効果もあります。

2．口腔ケアの方法

口を使わない期間が長くなると、口の周りの筋肉が萎縮してしまいます。そのため、顔や喉の機能低下予防のリハビリテーションとして、口腔周囲や嚥下に関与する筋肉の運動とマッサージ（18 頁参照）を体調に合わせて併用するとよいでしょう。口腔ケアやマッサージ後は経管栄養が抜けていたり、異常がないか、確認しましょう。

時間的には、就寝前と起床時に行うのが有効です。夜間は、細菌の繁殖を抑える唾液の量が減少しています。起床時のブラッシングは口腔機能を覚醒させ、寝ている間

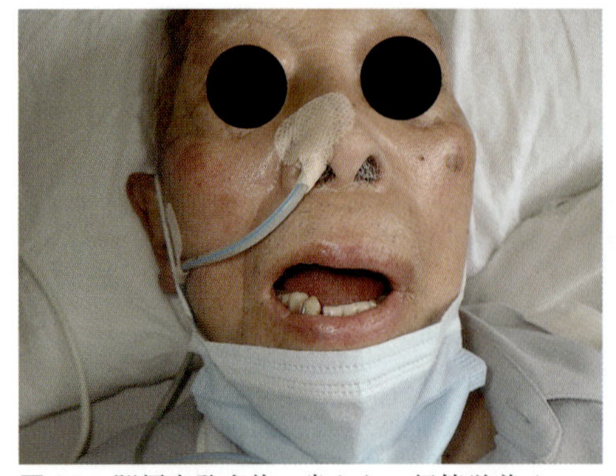
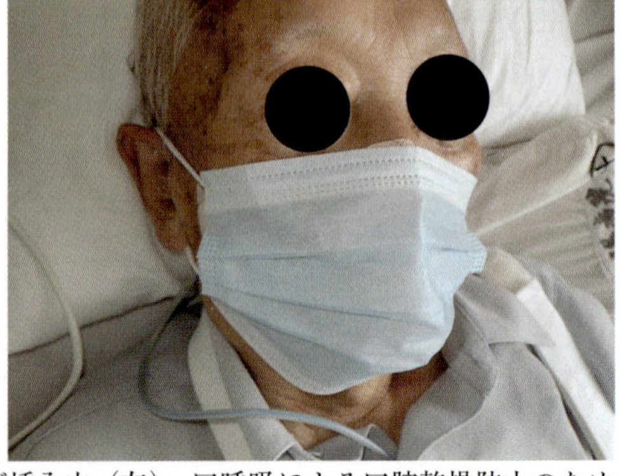

図 53　脳梗塞発症後、鼻からの経管栄養チューブ挿入中（左）。口呼吸による口腔乾燥防止のためマスクを着用（右）。マスクの内側に水スプレーをしても良い

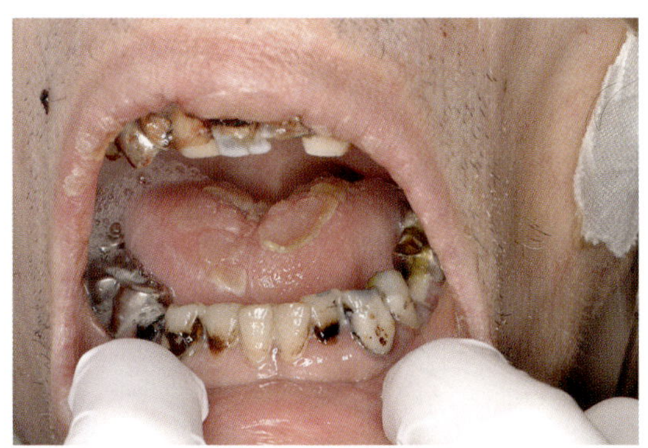

図 54　清掃不良により舌に痂皮が付着
痂皮（かひ）とは乾燥により口腔内の粘膜が上手くはがれ落ちないために硬くなり、こびりついてしまった古い粘膜の厚い層や汚れのことです

に増えた細菌を除去できます。就寝前のブラッシングは、少しでも細菌数が増殖するのを防ぎます。また、万が一就寝時に誤嚥した場合の上気道感染や肺炎の予防に繋がります。経管栄養摂取直後は、嘔吐が誘発される可能性があるため避け、食後１～２時間あけて口腔ケアを行いましょう。

（愛知医科大学 大学院医学研究科口腔外科学　齋藤　拓実）

参考文献

１）M. Crary, M. Groher：嚥下障害入門（藤島一郎訳），医歯薬出版，東京，5～6，2007.
２）大石佳奈：根拠とコツが一目でわかる　リハビリナースがする口腔ケア 患者・家族が退院後も継続できる口腔ケアの指導，リハビリナース，7（5）：45～51，2014.

8 意識障害がある人へのケア

1．口腔ケアの目的

口腔内には多くの細菌が存在し、その中には肺炎の原因となる細菌も含まれます。意識障害がある要介護者は、口から飲食できません。その場合、口腔内の自浄作用が低下し、細菌が繁殖しやすい環境となります。そのため、細菌の除去を目的とした口腔ケアで肺炎予防を行うことが重要です。

2．口腔ケアのポイント

1）実施前のポイント（姿勢）

意識障害がある要介護者は、座位保持が困難です。誤嚥を防ぐために、口腔ケア時は上半身を30度以上挙上し、頭部を前屈もしくは顔を横に向けて行います。ベッドを挙上しすぎると、姿勢が崩れて安定しないので注意しましょう。

2）実施中のポイント（清掃用具）

スポンジブラシや歯ブラシに含まれた水分が、口腔から喉に垂れ込んで誤嚥するのを防ぐために、余分な水分を絞ってから口腔ケアを行ってください。

3）実施後のポイント（状況判断）

口腔乾燥がみられる場合、口腔ケア後に湿潤剤を塗布して乾燥を予防しましょう。意識障害がある要介護者は誤嚥のリスクが高いため、ジェル状の湿潤剤を選択することが望ましいです。使用の際は、口腔ケア後の粘膜全体にジェルを薄く塗布しましょう。

人工呼吸器装着中の要介護者の場合（図55）、挿管チューブを抜去しないように手でチューブを固定しながら口腔ケアを行います。

3．手順

1）物品を準備する

準備するものは、湿潤剤やデンタルリンス、スポンジブラシ、コップなどが好ましいでしょう（図56）。

2）体位を整える

ベッドの上半身を30度以上挙上し、頭部を前屈した姿勢をとります（図57）。

3）口腔内を湿潤させる

スポンジブラシを水に浸し、余分な水分を絞って、奥から手前に向かいブラシを回転させながら口腔内全体を湿らせます。

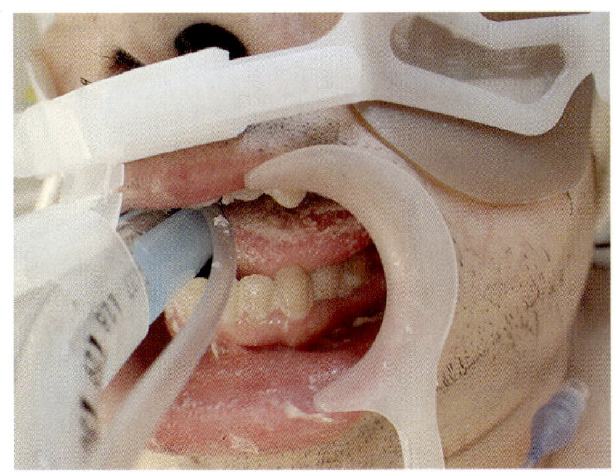

図 55　人工呼吸器装着中の要介護者の口腔内

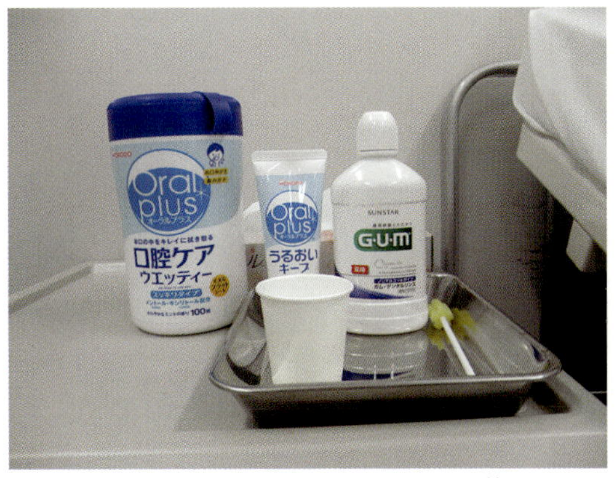

図 56　湿潤剤やデンタルリンス等

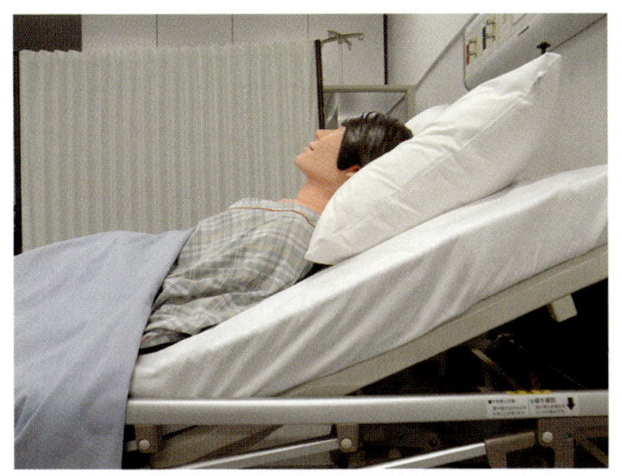

図 57　上半身を 30 度以上に

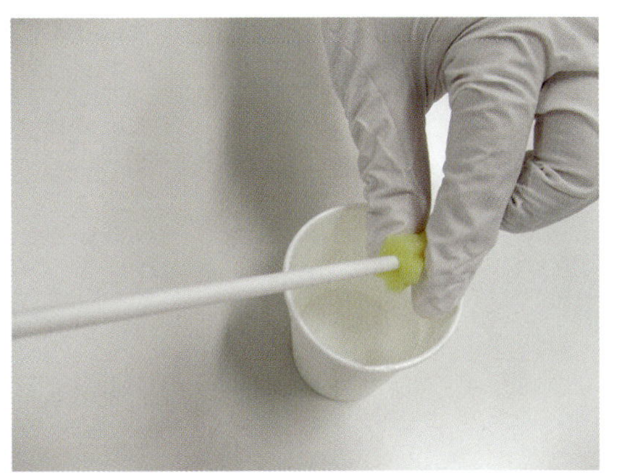

図 58　スポンジ部分を水に浸す

４）歯を磨く

状況に応じて使いわけましょう。

①スポンジブラシ

液体歯磨きもしくはデンタルリンスをスポンジ部分に浸し、余分な水分を絞り、歯を清掃します。スポンジの汚染を適宜洗浄しながら行います（図 58～60）。

②歯ブラシ

歯磨剤ではなく、液体歯磨きもしくはデンタルリンスを使用します。

歯ブラシに付着した汚れをティッシュで取り除きながら、１～２本ずつブラッシングします。

③ウエットティッシュ

誤嚥の危険性が高い場合、水を使わず、口腔ケア用のウエットティッシュを指にま

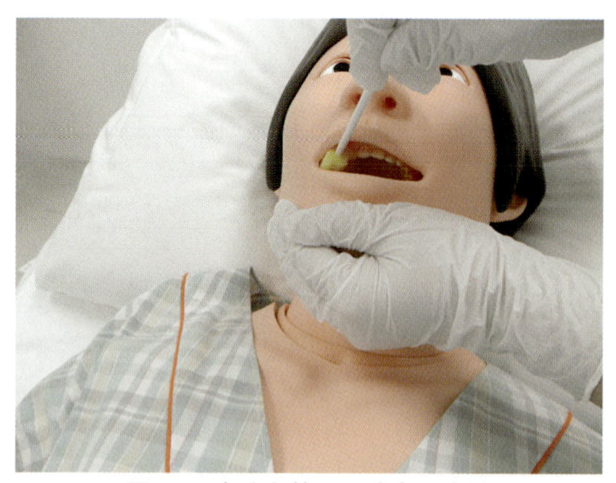

図 59　水分を絞り口腔内を清掃

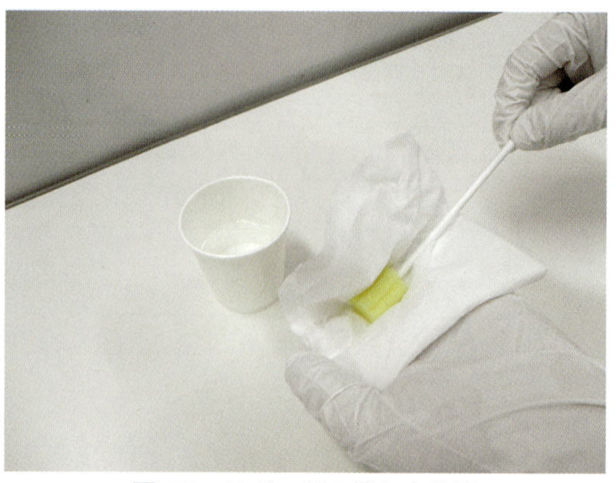

図 60　スポンジの汚れを洗浄

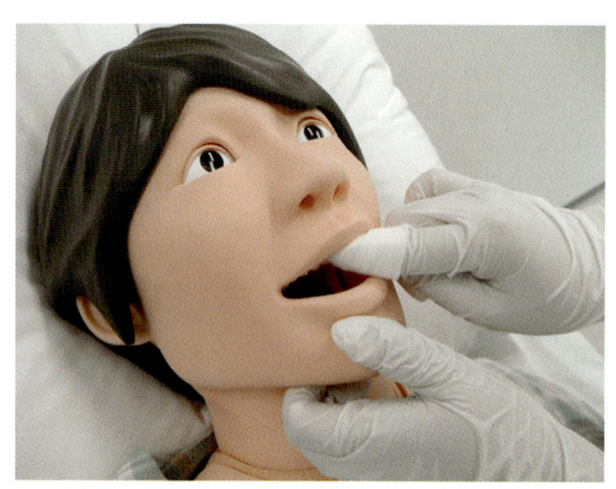

図 61　水を使わず口腔内の汚れを拭き取る

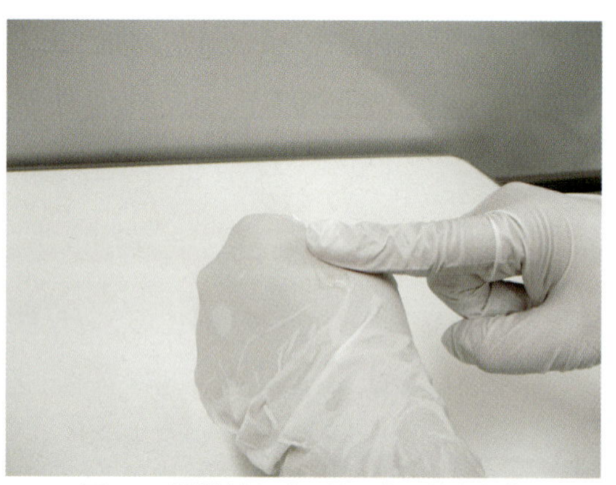

図 62　湿潤剤を手の甲に出し量を調節

きつけて口腔内の汚れを拭き取る方法もあります（図 61）。

いずれの方法でも、左から右、下から上のように順番を決めて行うと、磨き残しが少なくなります。

5）舌・口腔粘膜を清掃する

舌や口蓋・頬などの粘膜も同様に、スポンジブラシを回転させながら汚れを取り除きましょう。

6）口腔内を保湿する

湿潤剤は少量を手の甲に取り出して、量を調節しながら薄く塗布します（図 62）。

（日本赤十字豊田看護大学　中村　裕美）

9 認知症の人への口腔ケア

認知症は、疾患の特徴から身だしなみや、歯磨きなど清潔面（入浴・洗顔・髭剃りなど）に注意を向けることが難しくなります。セルフケア能力の低下は、口腔内の衛生状態の悪化につながり、義歯の管理も困難になる場合があります。口腔ケアをきちんと行うことにより、食べ物をしっかり噛んだり、飲み込んだりすることができると食生活が充実し、一人ひとりのQOL（Quality of Life：生活の質）が高まります。それは、家族や介護者にとっての喜びにもつながります。口腔ケアが大切な理由の一つです。

1．認知症の人の口腔ケアの難しさ

認知症の人への口腔ケアは、他の疾患とは異なる難しさがあります。

1）口腔ケアに対する拒否

認知症の人に限ったことではありませんが、口腔周囲は人に触られたり、見られたりする機会が少ない部位であり、他のケアよりも拒否が現れることが多くみうけられます。特に認知症の人は、口腔内に歯ブラシが入ることや、介護者の指が口腔周囲に触れることで、何をされるかわからない恐怖感をもつことがあります。

2）開口の拒否

口を開けない、噛みつくなどの行為が見られることがあります。口腔ケアを行う前の説明は重要ですが、十分な理解が得られない場合もあります。そのような場合は、「歯磨きをして一緒に気持ちよくなりましょう」や、「快さ（こころよさ）」を伝えると、受け入れが良いこともあります。

2．口腔ケアを行う際に注意すること

認知症の人に口腔ケアを行う際に、注意した方がよいことを以下にあげます。

1）口腔ケア開始の声掛け

声を掛けることなく突然口腔ケアを行ったり、声掛けと同時に口腔ケアを開始したりすると、その刺激を理解できないためパニックになり、口腔ケアの拒否につながることがあります。口腔ケアを行う前には、必ず目の高さをあわせて声掛けをし、理解を得るようにしましょう。

2）短時間で行う

認知症は、ひとつのことに長い時間意識を集中することが難しいという特徴があります。長時間の口腔ケアは、拒否につながります。

3）無理をしない

口腔ケアは、1日4回、朝昼夕の食後と寝る前に行うことが理想です。しかし介護者が「何としても1日4回やらなければ！」と、強迫的に考えすぎると、口腔ケアを行うこと自体が苦痛になります。

その感情は、認知症の人に伝わります。介護者自身が無理をしすぎないようにすることは、介護を続ける上で大切なことです。

4）認知症の人の様子を観察する

精神状態は、顔の表情や目つき、声の調子や大きさなどに現れます。「いつもより怒りっぽい」などの変化が見られる場合は、口腔ケアの時間をずらし、精神状態が良い時に行ってみましょう。

5）介護者の言葉掛け

介護者は、「やさしい言葉掛け」や「怒らない」ことが大切とわかっていても、毎日の生活の中では難しい場合もあります。しかし怒りを含んだ強い声掛けや言葉は、不快な刺激となってしまいます。口腔ケアによる刺激と重なり、余計に受け入れが難しくなる場合があるため、言葉掛けには注意が必要です。

3．口腔ケアの実際

家庭で生活している認知症の人は、病状の進行により日常生活動作の状態は様々です。うがいができる状態での口腔ケアについては、「第2章　家庭で行う口腔ケア　3．どのくらいきれいにしたらいいのですか」の項（53頁）で紹介されています。普及型口腔ケアシステム（国立長寿医療研究センターで開発した要介護者の口腔ケアの方法、参考文献2）を参照し、行うとよいでしょう。

ここでは、口腔ケアを行うことが難しい場合の具体的な対処方法についていくつか紹介します。

1）歯ブラシに慣れる

食後に口腔ケアを行うことにこだわらず、精神状態が良い時に歯ブラシを持ってもらったり、口を開けてもらったりしながら、少しずつ歯ブラシに慣れてもらいましょう。

2）口腔ケアは嫌なことではないと思える工夫をする

口腔ケアの前には、必ず声を掛けましょう。例えば「口の中をきれいにするとすっきりする」など、口腔ケアは気持ちのよいものだということを根気よく伝えながら、少しずつ口腔ケアに対する抵抗感を減らしていきましょう。また一緒に歯磨きの番組を見たり、家族で一緒に歯磨きをしたりするなどの方法も試してみるとよいでしょう。

（日本赤十字豊田看護大学　原田　真澄）

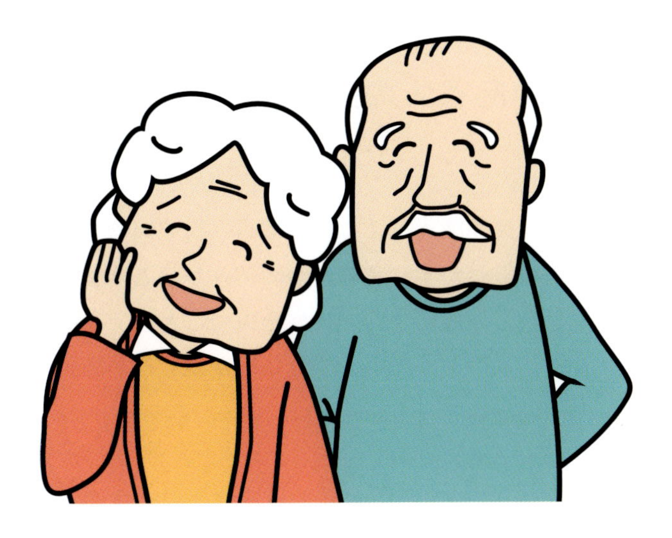

参考文献

1）国立長寿医療研究センター 歯科口腔先進医療開発センター 歯科口腔先端診療開発部：要介護高齢者に対する口腔ケア―第４版―，2015.

2）角　保徳編著：新編５分でできる口腔ケア 介護のための普及型口腔ケアシステム，医歯薬出版，東京，2012.

3）角　保徳：歯科医師・歯科衛生士のための専門的な口腔ケア 超高齢社会で求められる全身と口腔への視点・知識，医歯薬出版，東京，2012.

4）平野浩彦：認知症患者に対する摂食・嚥下障害と口腔ケアの視点，老年精神医学雑誌，20(12)：1370～1376，2009.

5）（公財）日本訪問看護財団：在宅認知症者のステージごとの生活障害と行動・心理症状に応じたケアガイド，2014.

6）高橋清美，戸原　玄編著：精神疾患の摂食嚥下障害ケア，医歯薬出版，東京，2014.

10 顔面に麻痺がある人の口腔ケア

1．顔面に麻痺がある人の特徴

顔面に麻痺がある人は、運動障害により麻痺側の食物が口の中に停滞し、感覚障害があるので、食物の存在に気づかず、食物の溜め込みが起こります。舌の運動障害もあるので、舌苔も付着し、十分な口腔内の衛生を保つことができず、むし歯、歯周病に罹患しやすくなります。このような不衛生な状態が続くと、肺炎を起こしやすくなります。

2．口腔ケアのポイント

1）顎を少し引き、頭を健側に傾ける

顎が上がった状態では、肺に唾液や水が入ってしまうことがあります。これを誤嚥といいます。頭を麻痺がない健側に向けると、唾液や洗浄の水分が重力で健側に溜まり、誤嚥しにくくなります。

2）介護者と要介護者は同じ目線で実施する

同じ目線で口腔ケアをすることにより、顎が上がりにくくなります。介護者も椅子に座るか、膝立ちの姿勢などやりやすい方法で行います。

3）鏡を利用する

麻痺側を鏡に映すことにより麻痺した部分を意識することができ、要介護者自身で歯磨きやマッサージがスムーズにできることがあります。

4）ベッド上での介助

ベッドを上半身起こすことができる場合は健側を下にして横に向け、顎を引いた姿勢にします。上半身を起こせない場合はベッド上で体を横に向けて行いますが、健側を下に向けましょう。

5）うがい

うがいをするとき、麻痺側より水が漏れてしまうことがあるため、周りが濡れても大丈夫な工夫をしておきます。また、指で麻痺側の唇を閉じることにより、口からの水漏れを防ぐことができます。

3．介護者の注意点

要介護者の機能維持のため、声掛けや誘導をしながら要介護者自身でできるケアは自分で行ってもらいます。機能低下により清掃が困難な場合、清掃が不十分な部分を指摘し、介護者が介助します。

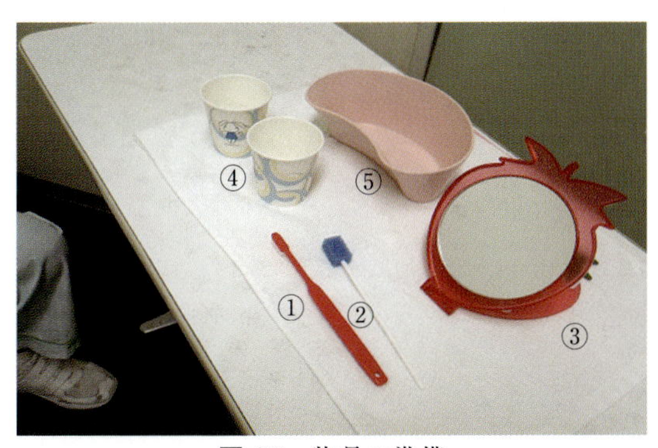

図63　物品の準備
①歯ブラシ、②スポンジブラシ、③鏡、④コップ2個（すすぎ用、ブラシ清掃用）、⑤ガーグルベイスン

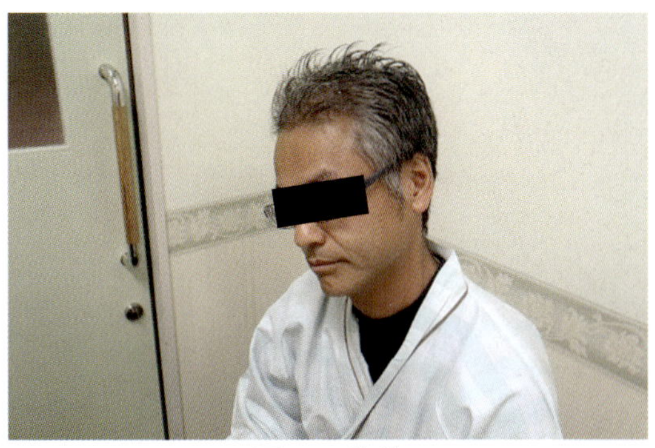

図64　姿勢

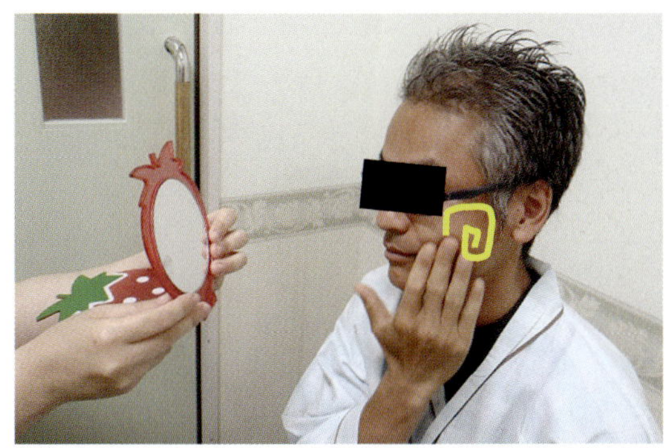

図65　頬のマッサージ

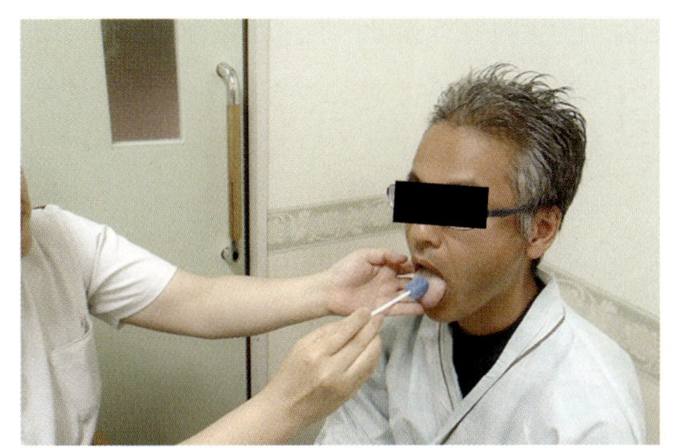

図66　舌のマッサージ

4．口腔ケアの実際

①物品の準備（図63）

歯ブラシ、スポンジブラシ、鏡、ガーグルベイスン、コップ2個（すすぎ用、ブラシ清掃用）などを用意します。

②姿勢（図64）

顎を少し引き、健側に頭を傾けましょう。

③頬のマッサージ（図65）

低下した機能を回復させるため、手指を使って円を描くように頬のマッサージをします。介護者は鏡をもって要介護者にみえるようにします。

④舌のマッサージ（図66）

麻痺側の動きが悪く舌苔が付きやすいので、要介護者ができなければ介護者が濡ら

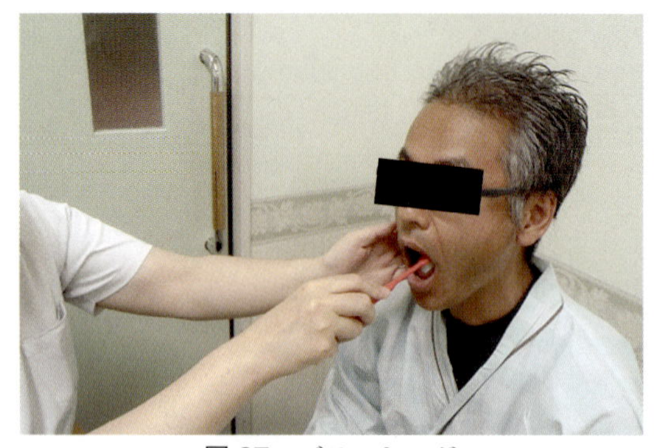
図67　ブラッシング

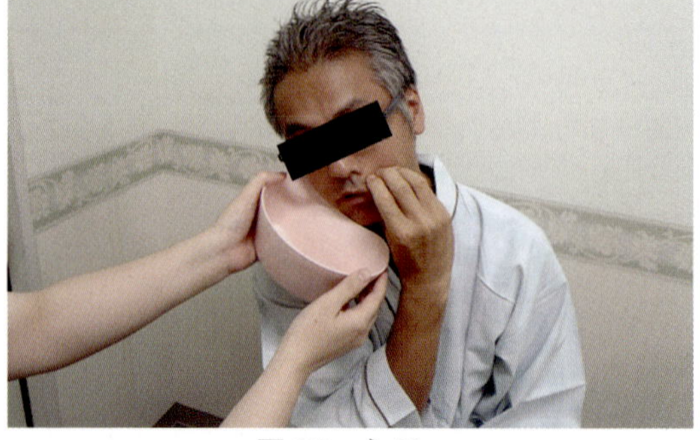
図68　うがい

したスポンジブラシで清掃します。

⑤ブラッシング（図67）

麻痺側から丁寧にブラッシングします。要介護者ができなければ介護者が行います。１～２本ずつ小刻みに動かします。歯ブラシやスポンジは、こまめにコップに用意した水で汚れを洗いながら使用します。

⑥うがい（図68）

指で麻痺側の唇を挟み込むように押さえてうがいをします。要介護者が自分でできるようであれば、健側の手を使って麻痺側の唇を押さえます。

（トヨタ記念病院 主任・救急看護認定看護師　鷲尾　和）

参考文献

1）植田耕一郎：脳卒中患者の口腔ケア　第２版，医歯薬出版，東京，2015.

11　終末期にある人への口腔ケア

1．終末期にある人への口腔ケアの重要性

終末期にある人の口腔内の環境を整えること、そのために適切な口腔ケアを継続的に実施することは、生活の質（Quality of Life：QOL）の向上だけでなく、口腔内の細菌が肺に流入して発症する誤嚥性肺炎や、抜け落ちた動揺歯を誤嚥する等のリスクを回避するためにも重要です。しかし、終末期になると全身状態の悪化による苦痛症状への対応に注意が向きがちで、口腔ケアがおろそかになりやすくなります。また、「食べなければ歯磨きは不要」と思っている方も多く、病状の進行などにより経口摂取が困難になると口腔ケアを止めてしまうケースもあります。さらに、全身状態の悪化により要介護者自身でセルフケアを行うことが困難になるため、口腔ケアが十分に行われないケースもみうけられます。介護者が口腔ケアの重要性をしっかりと認識し、継続的に行われるように支援することが大切です。

2．終末期にある人にみられる口腔の問題

終末期にある人にみられる口腔の問題として、①口腔乾燥・口渇、②口臭、③舌苔、④口腔カンジダ症、⑤口内炎、⑥むし歯や歯周病による歯の動揺、⑦義歯の不適合などがあります。がんの終末期にある人の場合、口腔乾燥、舌苔、歯周疾患、痰や剥離上皮の付着、清掃不良の頻度が高いという報告があります（岩崎 他、2012[参2)]）。終末期にある人は、食べ物や飲み物の経口摂取量の低下や脱水、薬剤の副作用などにより唾液分泌量が低下しやすく、また、口呼吸や酸素の投与により口腔の乾燥や口渇が起こりやすいです。口腔内が乾燥すると口腔内の衛生環境が保てなくなり、口腔カンジダ症やむし歯、歯周病などの感染症が起こりやすくなります。加えて、口臭が出現する、舌苔や痰・剥離上皮が付着する、発語や摂食が困難になる、口唇や口腔粘膜から出血しやすくなる、などの問題も招きます。

終末期にある人は、輸液治療で脱水の補正を試みても口渇は改善しません。また、口腔乾燥を理由に疼痛をはじめとする様々な苦痛を緩和するために投与している薬剤を中止することは困難です。そのため、口腔の問題ができる限り起こらないように、適切な口腔ケアを継続的に行って予防することが重要なのです。

3．終末期にある人に対する口腔ケアの流れ

口腔ケアの基本的な流れは、①口腔および口腔ケアの査定→②口腔ケアの道具の準備→③洗口→④口腔内の汚れの除去→⑤洗口→⑥保湿（図69）です。

手順	方法	目的	注意点
1　口腔ケアの査定			
	表3参照 現状の理解、口腔ケアの実施状況を聴く、観察する	口腔の問題の査定、口腔ケアの立案、口腔ケアの評価	口腔内は、ペンライトを使って潰瘍の有無も一緒に確認する
2　口腔ケアの道具の準備			
	表4参照		手順や物品の配置も決める
3　洗口			
	要介護者の体位を整える 口唇にオリーブオイル入りワセリンを塗布する うがいをしてもらう、または洗口液をスプレーする 乾燥している場合は、白ゴマ油もしくは保湿ジェルを塗布する（スポンジブラシや綿棒を使って、頬粘膜や口蓋粘膜、舌を優しくなでるように塗布する） 舌苔や痂皮が付着している場合は、オキシドールを含ませた綿棒で表面を湿らせる	誤嚥を防止する 口唇の裂傷を予防する、口唇の汚れを取りやすくする 口腔内を湿潤させることで、汚れをふやかして取りやすくする	一度にたくさん塗布しようとせず、薄く塗り広げるようにする 洗口液は、アルコールが入っていないものを使用する 要介護者自身でうがいができる場合は、うがいをしてもらう
そのまま数分待つ（汚れがふやけてとりやすくなるのを待つ）			
4　口腔内の汚れの除去			
	歯ブラシやタフトブラシを使って、歯の表面の汚れを取る 歯と歯の間の汚れは、歯間ブラシを使って取る ふやけた汚れは、歯ブラシまたはスポンジブラシ、綿棒を使って、奥から手前に優しくこすって取り除く 舌苔を効率よく除去したい場合は、舌ブラシを使ってもよい 道具に付いた汚れは、ガーゼで拭う（または、水を入れたコップの中でゆすぎ洗いをし、水気をガーゼで拭き取る）	歯ブラシやタフトブラシ、歯間ブラシを使って物理的に歯の汚れや歯垢を除去することで、口腔内の衛生環境を保つ	十分開口できないときは、無理に開口してもらおうとせず、ヘッドの小さい歯ブラシやタフトブラシを使う。開口マッサージが効果的なこともある 出血しやすいため、無理やり汚れを取ろうとしない 要介護者自身でブラッシングできる場合はブラッシングしてもらい、不十分な箇所を介助する
汚れが除去できたことを確認			
5　洗口（仕上げ）			
	水を浸したスポンジブラシまたは綿棒で、歯と粘膜を拭く 口腔内に残っている水分、唾液もきちんと拭う	眼に見えない汚れを拭い取る （とくに唾液には口腔ケアによって落ちた汚れが含まれている）	新しいスポンジブラシ、綿棒を使う 水気を軽く絞ってから歯と粘膜を拭く 患者自身でうがいができる場合は、うがいをしてもらう
6　保湿			
	口腔内（頬粘膜、口蓋粘膜、舌）に白ゴマ油もしくは保湿ジェルを塗布する 口唇にオリーブオイル入りワセリンを塗布する	口腔内の乾燥を防ぐ	薄く塗り広げるようにする

図69　口腔ケアの手順・注意点

表３　全国国民健康保険診療施設協議会（国診協）版 在宅ケア アセスメント票

嚥下機能	□ できる　□ 見守り（介護側の指示を含む）　□ できない
嚥下障害	□ なし □ あり　□ 水分摂取時にむせる　□ 水分以外でもむせる □ 飲み込めない
咀嚼	□ 問題なし □ 問題あり　□ 時々噛みにくい　□ 噛みにくい □ 噛むことに大変不自由している
歯の有無	□ なし　□ あり（　　）本　取り外し義歯の有無　□ なし　□ あり
義歯	□ 問題なし □ 問題あり　□ あたって痛い　□ 破損している □ 常に外さない　□ 使用しない
口腔の状態	□ 問題なし □ 問題あり　□ 歯ぐきが腫れている　□ 口の中が乾燥する □ むし歯がある　□ 口内炎がよくできる □ 舌の粘膜に白いものがある　□ 口の中に痛いところがある
清掃状態	□ 問題なし □ 問題あり　□ 食物残渣や汚れが歯や義歯に多量についている □ 舌が汚れている
口腔清掃の自立度	ア　うがい　□ 自立　□ 一部介助が必要　□ 全介助が必要　□ うがい不能 イ　歯磨き　□ 自立　□ 一部介助が必要　□ 全介助が必要　□ 歯がない ウ　義歯着脱　□ 自立　□ 一部介助が必要　□ 全介助が必要 □ 義歯を使用していない エ　義歯清掃　□ 自立　□ 一部介助が必要　□ 全介助が必要 □ 義歯を使用していない
嚥下・咀嚼・口腔状態についての問題点・ニーズ	

（社団法人 全国国民健康保険診療施設協議会 歯科保健部会：病院における包括的口腔ケアマニュアル（国診協版）p14 をもとに作成）

まず、適切な口腔ケアを行うために、口腔内の状態と口腔ケアに対する認識、口腔ケアの自立度、口腔ケアの習慣を把握しましょう。口腔内の状態を評価するための項目については、様々な研究者が提言しています。ここでは、歯科医師や歯科衛生士でなくても簡単・確実に口腔の問題点を見い出せるように作成された、「全国国民健康保険診療施設協議会（国診協）版　在宅ケア　アセスメント票」を示します（表３）。

次に、口腔および口腔ケアの査定結果をふまえて口腔ケアに必要な道具を準備します（表４）。予算を考慮して家にあるものや、ドラッグストアなどで手に入りやすいもので準備しましょう。

口腔ケアを行う際は、全身状態をふまえて口腔ケアの環境を整えることが大切です。終末期の中期以降の特に意識レベルが低下している場合は、嚥下機能も低下していることが多いです。口腔ケアの水分を誤嚥しないよう、ベッドの頭部側を 30 度以

表4　口腔ケアに必要な道具

口腔内を観察するための道具
ペンライト
口腔内の汚れを除去するための道具
歯ブラシ（ヘッドが小さいもの、ブラシが軟らかいもの） タフトブラシ 舌ブラシ スポンジブラシ 口腔ケア用の綿棒（数本用意しておく） ガーゼ（何枚か用意しておく）
口腔内の汚れの除去に使用するもの
オキシドール（10～20%に希釈したもの、20 mL/ 回） 水 （オキシドール・水：小さいコップに入れる） 洗口液（アルコールが入っていないもの、スプレー容器に入れておく）
口唇や口腔内の保湿に使用するもの
白ゴマ油（10 mL/ 回、小さいコップに入れる） 保湿ジェル・保湿スプレー（市販薬でよい） ワセリン（オリーブオイルを混ぜてリップグロス程度の柔らかさにする）
介護者が口腔ケアを行う際に身につけるもの
手袋 マスク（適宜） エプロン（適宜）

！歯ブラシやタフトブラシでは除去しきれない歯と歯の間の汚れには、歯間ブラシやデンタルフロスを使います。
種類の選択や使用の方法は医療従事者に相談しましょう。

＊　口腔内の疼痛が強い場合は、口腔用の鎮痛薬や局所麻酔薬を含有した軟膏をかかりつけ医に処方してもらう。また、口内炎や口腔カンジダ症などの問題に応じて、軟膏や抗真菌薬などを処方してもらう。

上挙上し、介護者の指（縦に３～４本）が顎下に入る程度に頭に枕を添えると良いでしょう。この体位を頸部前屈突出位といいます。また、水をたくさん使った口腔ケアは避けましょう。スポンジブラシで口腔内を拭う際は水気を絞るなどの配慮が必要になります。

口腔内の疼痛を訴える場合は、口腔用の鎮痛薬や局所麻酔薬を含有した軟膏などを塗布し、疼痛を緩和してから口腔ケアを行いましょう。そして、患者の口唇や口腔内に痂皮や痰、舌苔などが付着している場合は、無理に取り除こうと引張ったり強くこすったりはせずに、湿らせて十分に柔らかくなってから拭います。皮膚や口腔粘膜を傷つけて出血させないように注意しましょう。１回で除去しようと考えず、気長にこまめに口腔ケアを続け、少しずつ取り除いていきましょう。

最後に、終末期にある人は、全身状態の悪化から倦怠感が増強していることが多いです。時間をかけすぎずに効果的な口腔ケアを行うために、あらかじめ手順や物品の配置を考慮してから実施することが望まれます。

（日本赤十字豊田看護大学　石黒千映子）

参考文献

1）藤田智子：口腔ケアの基本と口腔トラブルへの対応，緩和ケア，23（1）：35〜38，2013.

2）岩崎静乃，大野友久，森田達也，他：終末期がん患者の口腔合併症の前向き観察研究，緩和ケア，22（4）：369〜373，2012.

3）川越博美：症状コントロール—口腔ケア，コミュニティケア，３（4）：88〜90，2001.

4）岸本裕光，塚本敦美：口腔のアセスメントおよびケア方法概論（1）口腔のアセスメント，入院患者に対するオーラルマネジメント，財団法人 8020 推進財団，8〜17，2008. http://www.8020zaidan.or.jp（2016. 07. 05 アクセス）

5）中島信久：がん終末期における口腔ケア—だんだんと食べられなくなっていく中での役割—，Expert Nurse，25（9）：26〜30，2009.

6）大野友久：がん終末期の口腔ケアの実践，看護技術，59（7）：69〜73，2013.

7）大野友久：がん終末期患者の歯科的ニーズ総論，杉原一正，岩渕博史監修，口腔の緩和医療・緩和ケア，永末書店，京都，82〜85，2013.

8）大田洋二郎：終末期に直面する口腔症状に対するケア，訪問看護と介護，13（1）：892〜895，2008.

9）大田洋二郎：終末期における口腔ケアの要点，看護学雑誌，73（1）：54〜58，2009.

10）佐藤光保：口腔ケア，jmed mook（39）：119〜123，2015.

11）寺田　泉：各病期におけるがん患者の口腔ケア　４乾燥が強い場合，杉原一正，岩渕博史監修，口腔の緩和医療・緩和ケア，永末書店，京都，112〜115，2013.

12）渡辺　裕：終末期の口腔ケアの最新知見，看護技術，59（7）：65〜68，2013.

13）社団法人　全国国民健康保険診療施設協議会　歯科保健部会：病院における包括的口腔ケアマニュアル（国診協版）．http://www.kokushinkyo.or.jp（2016. 07. 05 アクセス）.

14）岸田さな江：緩和ケアにおける症状マネジメント　口内炎，口腔内乾燥のある終末期がん患者の看護，看護技術，54（14）：82〜85，2008.

15）鈴木知美，他：根拠がわかる口腔ケア　がん終末期における口腔トラブルとその対処，がん看護，15（5）：502〜505，2010.

〈MEMO〉

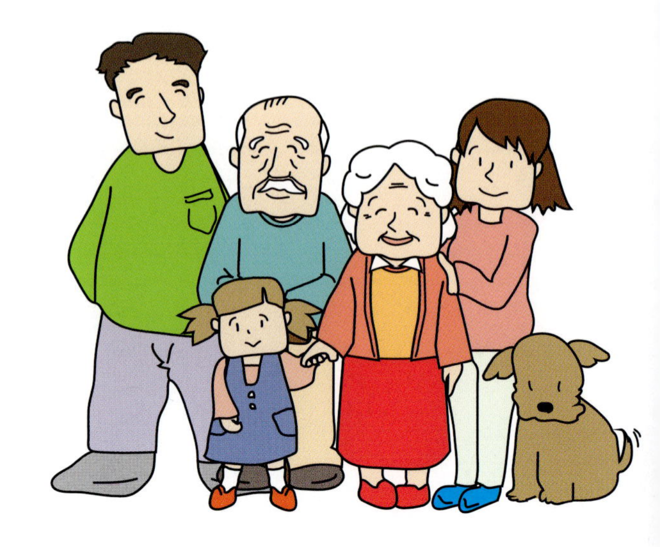

第２章

家庭で行う口腔ケア

1　どうして口の中を清潔にしなくてはならないの？

1．口腔ケアとは（歯があってもなくても行う）

「口腔ケアは、平安時代に行っていた」と日本最古の医学書「醫心方」に記載があり、歴史的にみるとかなり古くから存在したとされています。しかしその一方で、口腔ケアの効果のうち全身状況の改善や疾患を予防できると報告されたのは 2000 年に入ってからです。

具体的には、口腔ケアを行った群は行わなかった群より、要介護高齢者の誤嚥性肺炎が減少した、発熱日数が減少したなどがあります。加えて、歯周病が全身疾患の糖尿病や心臓血管疾患、脳血管疾患の発症に影響を及ぼす報告も散見されるようになりました。口腔ケアの役割は、口腔内の清掃をするという目的だけでなく、今や全身疾患を予防するためにも重要であることとされています。

口腔ケアは看護行為用語分類によると、口腔内の汚れを取ることであり、同義語として、歯磨き援助、口腔清拭、うがい、マウスケアなどがあります。方法は、歯ブラシ、糸ようじ、歯間ブラシ、舌ブラシなどを使って、歯、歯肉、舌、義歯を清掃し、口腔内を清潔にするとされています。また、口腔ケアの範囲は、歯の有無にかかわらず口腔内とされています。実際に、歯がなくても口腔内の粘膜は汚れます（図１）。以上の

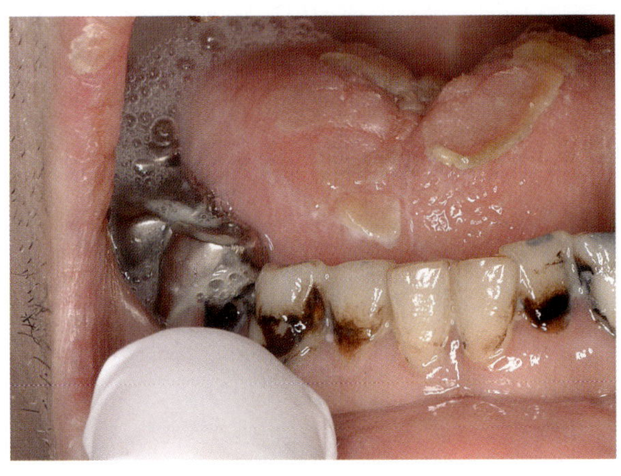

図１　下顎に付着している汚れ（痂皮）
痰や唾液を自身で排出することが困難になると溜まり、汚れとなる

ことから歯の有無に関わらず、口腔ケアは必要で、健康と密接なかかわりがあるので大変重要です。

一方、歯科医療従事者が行う口腔ケアは、口腔周囲筋の運動訓練や嚥下促進訓練、発音・構音訓練などのリハビリテーションも含まれますが、これについては別稿（18頁）に譲り、本稿では前者の家庭で行う口腔ケアについて述べます。

2．口腔ケアの必要性

1）日常生活や社会生活への影響

口腔ケアにより口腔内を清潔にすると、爽快感が得られます。また、口腔ケアを行うことで口臭が軽減あるいはなくなり、人と楽しく接することができるようになります。

2）栄養

唾液腺から口腔内へ分泌される唾液には、デンプンの分解を助けるβ-アミラーゼが含まれています。また唾液は、消化管の入口である口腔の乾燥を防ぎ保護することから、摂食機能、栄養状態を良好に保てる助けとなります。

唾液の分泌は、唾液腺を刺激する口腔ケアによって増加します。

3）むし歯や歯周病の予防

口腔内の環境は、温度、湿度のいずれも細菌が増殖する最適の条件となっています。そこに食物残渣が加わると、細菌の増殖はさらに加速します。

口腔ケアは、口腔内の常在細菌量を減少させるばかりか、増殖するための栄養源を減らすことにもなります。これらの積み重ねによってむし歯や歯周病が予防できます。

4）口腔と気道

口腔は気道の入り口にもあたります。口腔内の乾燥がひどい場合や口から食物摂取ができない状態では、唾液の分泌が減少し、口腔内の自浄作用が低下します。そのため、口腔内の細菌が増殖し口内炎などの細菌感染を起こしやすくなります。

また、口腔内が不潔な状態は、下気道への唾液の垂れ込みで誤嚥性肺炎のリスクを高めます。

5）言語の発声への影響

口腔内の乾燥による唾液分泌の低下は、言語の発声に必要な舌の円滑化の低下を招きます。

以上を踏まえると、口腔ケアは口腔内の局所の清掃にとどまらず、全身状態や日常生活、そして心理面にも影響を及ぼします。口腔ケアによる肺炎のリスク軽減や予防の可能性が示されていることを踏まえ、口腔ケアの適正な実施が求められます。

３．誤嚥性肺炎とは

肺炎は、2012年より日本の死因別死亡率の第３位を占めています。そして、肺炎で死亡する患者は75歳を過ぎると急激に増加します。つまり、高齢者の肺炎は重症化と死亡危険因子の１つであることを示しています。誤嚥性肺炎とは細菌が唾液や胃液と共に肺に流れ込んで生じる肺炎です。

しかし、年齢が肺炎の直接的な原因であるとは考えにくく、加齢に関連した下記のような状態がリスクを高めていると考えられています。

１）高齢者の誤嚥性肺炎

解剖学的にみると口腔は食道の入り口であり、消化管の一部分です。飲食するとまず咽頭に達し、次に食道に嚥下します。呼吸により空気を吸入すると、下気道に呼吸運動として送り込まれます。何らかの影響により、嚥下機能が障害されると唾液や逆流した胃内容物は下気道に垂れ込みます。これを「誤嚥（ごえん）」といいます。

この場合、咳反射が正常だと問題なく排出されますが、咳反射機能に障害があれば誤嚥した物質は下気道に停留します。高齢者の肺炎は実際、眠っている間に無意識に少しずつ唾液等を誤嚥（不顕性誤嚥）して肺炎の発症に至っています。肺炎を起こした高齢者は、嚥下反射と咳反射が明らかに劣るとの報告もあります。誤嚥した量が多い場合やその中に含まれた細菌量が多い場合に、自身の免疫力では耐えられず肺炎を発症すると考えられています（図２）。

２）誤嚥性肺炎の予防

まずは、口腔内を清潔にし、細菌の発育を抑制し、減少させることが誤嚥性肺炎の予防の第一歩となります。清掃が不十分で就寝時の不顕性誤嚥があれば、誤嚥したものの中に含まれる細菌量も多くなり、誤嚥性肺炎のリスクは高まります。就寝前に食物を口にしないことや、頭側をあげておくことも誤嚥の防止に役立ちます。

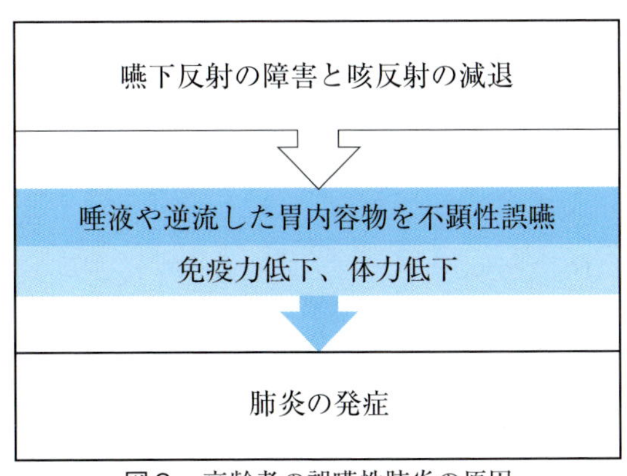

図２　高齢者の誤嚥性肺炎の原因

表１　誤嚥を見逃さないポイント

項　　目	観察のポイント
兆　　候	発熱していないか 呼吸を苦しがっていないか 肺雑音(咽頭のごろごろとする雑音)が聞こえないか
咳　　嗽	食事前後の咳増加
むせ込み（咳嗽反射）	食物摂取があったのかなかったのか 咳嗽反射（むせ込み）の継続時間
咽頭違和感	食物が残った感覚
食欲低下	むせ込みが過去にあったのかなかったのか

３）誤嚥を実際に見逃さないために

要介護者の食事の体位や、問題となる環境を調整することが重要です。そのためには、食事に付き添い、要介護者を観察することが必要です。

食事中の体位は、座位をとれる方は座位としてください。困難な方は、30度以上の頭側挙上をしましょう。また食後は、逆流を防ぐ目的で２時間以上は横にならないように注意しましょう。

観察ポイントは、咳、むせ（咳嗽反射）、喀痰、咽頭違和感、食欲、発熱、呼吸器症状（呼吸苦、肺雑音、血中酸素飽和度）などがあり、継続して観察し評価します（表１）。

４）嚥下訓練による機能回復

食前に、口唇、舌、顎、軟口蓋や頬の嚥下に関わる筋群の運動や空嚥下（唾をのみこむ）を数回行って、嚥下の準備を行うことや食事に集中できるよう静かな環境を整えます。

（日本赤十字豊田看護大学　東野　督子）

参考文献

１）米山武義，他：要介護高齢者に対する口腔衛生の誤嚥性肺炎予防効果に関する研究，日歯医学会誌，20：58～68，2001.
２）堀　良子，他：一般病棟入院患者における口腔清掃と発熱との関連，日本環境感染学会誌，25（2）：85～90，2010.
３）石川　烈：心臓血管疾患と歯周病，臨床栄養，111（7）：858～862，2007.
４）博多研文，他：感染性心内膜炎発症における口腔内細菌の関与，Dokkyo Journal of Medicine,

41（1）：103〜113，2014.
5）厚生労働統計協会国民衛生の動向 2015/2016，62（9）：415，2015.
6）上田貴之，他：口腔ケア用ジェルを併用した舌苔清掃による要介護高齢者の舌苔除去効果，老年歯学，27（4）：66〜372，2013.
7）釜屋洋子，他：非経口摂取患者における口腔内細菌数と機能的背景との関連，日本看護福祉学会誌，18（2）：79〜91，2013.
8）前田恵利，他：高齢在宅療養者の口腔内微生物―経口摂取群と非経口摂取群における検討―，日本口腔ケア学会雑誌，31（2）：34〜41，2011.
9）池田真弓，他：口腔ケア後の汚染物除去手技の比較―健常者における予備的検討―，日摂食嚥下リハ会誌，17（3）：233〜238，2013.
10）日本看護科学学会：看護行為用語分類，日本看護協会出版会，東京，117，2005.
11）Sekizawa, K. et al：Lack of cough reflex in aspiration pneumonia, Lancet, 355：1228, 1990.

2　口の中をどう見たらいいのですか？

口腔ケアを安全に効率よく行うためには、まず口が十分に開くかどうかを確認しましょう。口が十分に開かない、大きく開けようとすると顎の関節に痛みが生じるような場合は、何らかの原因が考えられます。速やかに歯科医師に相談してください。

また、要介護者が入れ歯を使用している場合は、入れ歯を外してから口の中の状態の観察を行いましょう。次に、観察のポイントを口の中の器官ごとに分けて述べてみます（図３）。

1．口の中の観察方法

1）歯

通常、成人では親知らずを除くと、上下14本ずつ計28本の永久歯が生えています。むし歯（う蝕）や歯周病が原因で抜いてしまった以外にも、先天的な症候群によ

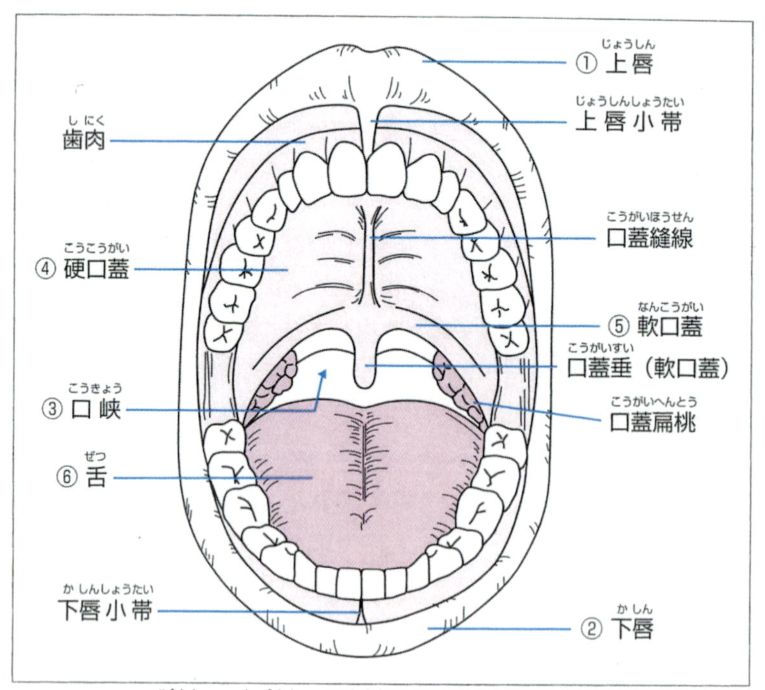

・口腔の前方……口唇（①上唇・②下唇）・口腔の上方……④硬口蓋・⑤軟口蓋
・口腔の後方……③口峡（咽頭につながる）・口腔の下方……舌・口腔底
・口腔の側方……頬
・歯列の内側……固有口腔　　・歯列の外側と口唇・頬の間……口腔前庭

図３　口腔の解剖

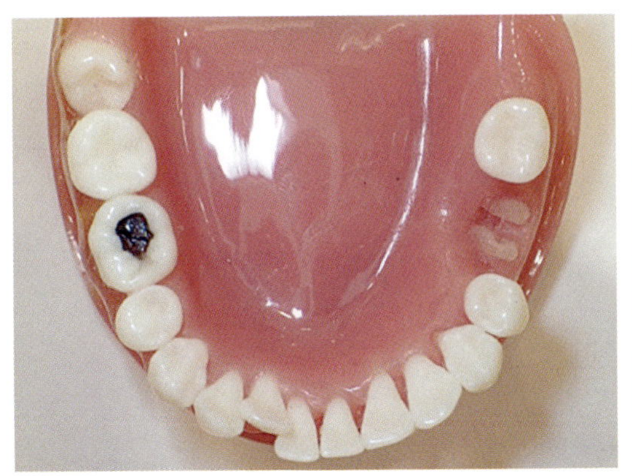
図４　歯が黒くなり、穴が開いていませんか？

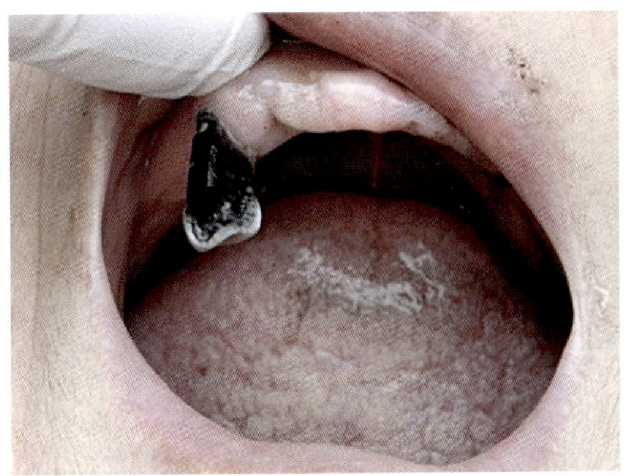
図６　１本だけ残ったむし歯（う蝕）

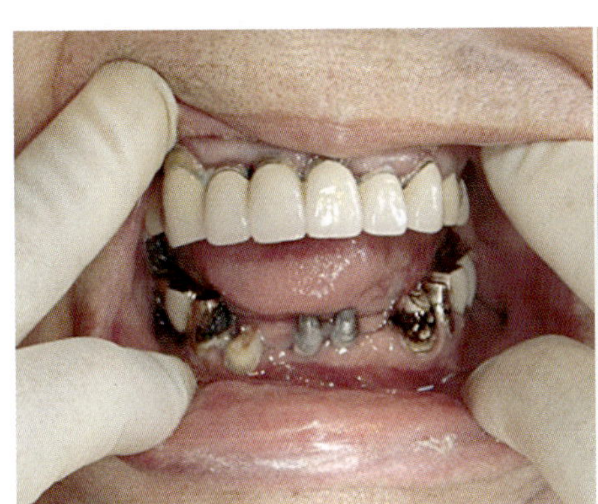
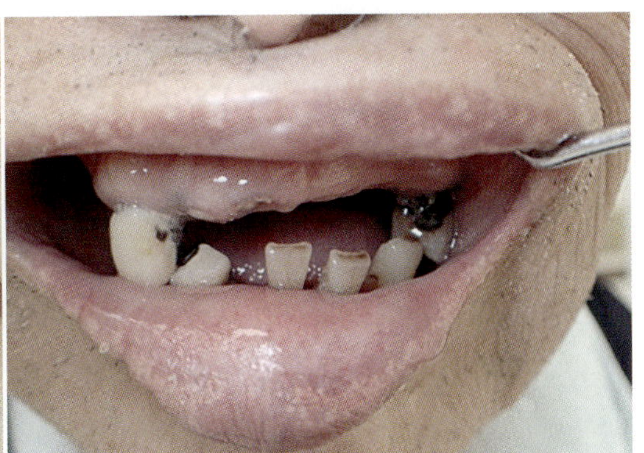
図５　食べカスの停滞、歯肉の腫れ、被せものの破損、粘膜の発赤を認める

り歯がない場合もあります。

歯を観察する時は、歯の色、ぐらつきがないか、むし歯（う蝕）になっている歯がないか、または、治療済みの詰めものや被せものに不具合がないか、歯垢や歯石などの汚れがついていないかなどを観察してください（図４～６）。

２）歯肉

健康な歯肉はピンク色で、堅く引き締まった印象があります。歯周病が進むと赤く腫れぼったくなり、少しの刺激で出血します。

歯肉を観察する時は、歯肉の色、腫れや潰瘍、出血、汚れが付いていないかを観察してください（図７）。また、合わない入れ歯を使用し続けると、靴ずれのような傷ができます。入れ歯が触れるところでそのような傷がないかを観察しましょう（図８）。

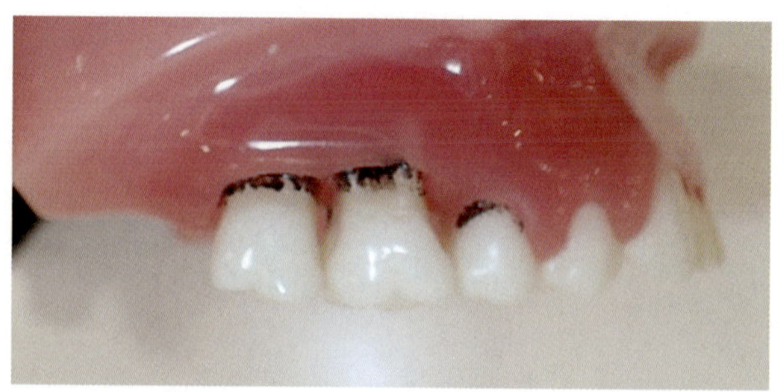

図７　歯石がたまって歯肉が腫れていませんか？

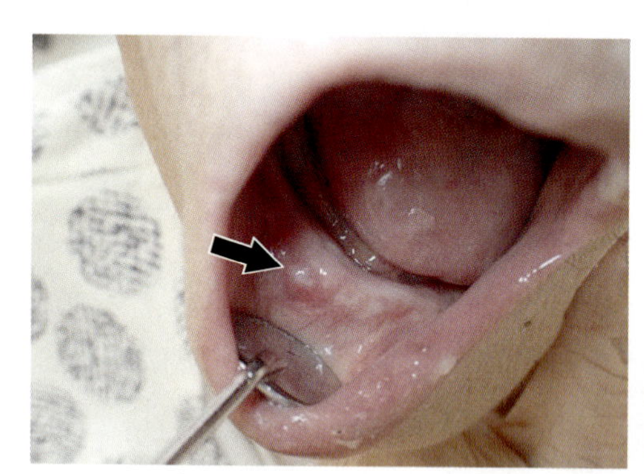

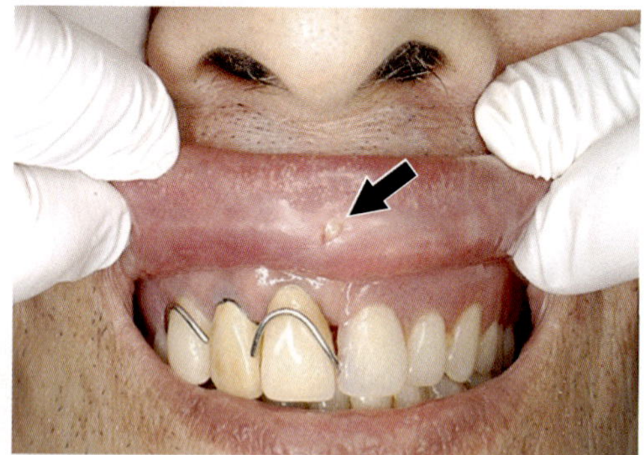

図８　義歯不適合による傷

３）舌

健康な舌は淡紅色ですが、舌苔という白色の膜状のもので覆われていることもあります。

舌の観察をする時は、傷や潰瘍がないか、舌苔の色や舌苔が厚く付いていないかを確認してください。

４）粘膜

粘膜は通常暗赤色で、メラニンの沈着がみられる場合があります。頬の裏側、上顎に傷や出血、口内炎、潰瘍がないか、汚れが付いていないかを観察してください（図９）。

５）入れ歯

入れ歯が汚れていないか、破損していないか、または入れ歯にガタつきがないか、安定剤使用の有無を観察してください。

６）口の乾燥

唇が荒れて皮が剥けたりしていないか、唇や口角が切れたり、出血をしていないか、舌や粘膜が潤っているかを観察してください。

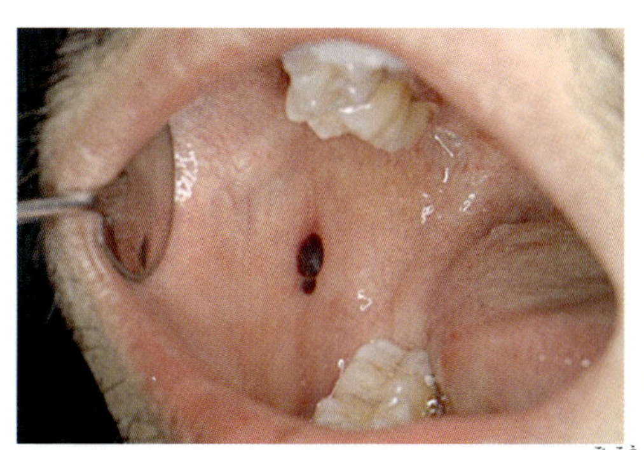
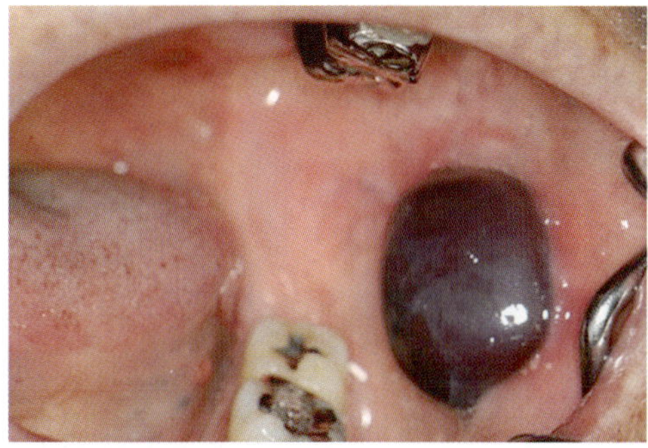

図９　頬粘膜の誤咬（ごこう）で血腫ができている
誤咬とは舌や口唇・頬粘膜を誤って咬んでしまうこと

２．口の中の観察からの対応（図 10～17）

１）歯

歯石、むし歯（う蝕）、欠けた歯等がある場合は歯科医師に相談しましょう。歯垢は歯ブラシ等で取り除くことができます。しかし歯垢が硬く変化した歯石は、歯ブラシ等で取り除くことはできないため、歯科医師、歯科衛生士に専門的なケアを依頼してください。歯石は汚れを付きやすくするだけでなく、微生物の温床となるため、なるべく早く歯科医師に取り除いてもらってください。

２）歯肉

腫れや出血があれば歯周病が疑われるため、歯科医師に相談し、適切な治療を受けましょう。軽度の歯周疾患は、正しい歯みがきで改善しましょう。入れ歯によってできた傷も同様です。合わない入れ歯は、歯科医師に相談し、調整や作り直しをしてもらいましょう。

３）舌

傷や潰瘍によって口腔ケア時に痛みを伴うことがあり、要介護者の口腔ケアに対する協力が得られないことがあります。

また、食事の際にも同様に痛みを感じると食事量の減少に繋がるため、改善がないようであれば歯科医師に相談をしてください。

４）粘膜

舌と同様に傷や口内炎などがあると、口腔ケア時にいやがったり、協力が得られない場合があります。また、食事の際に痛みを伴うため、食事量の減少にも繋がります。軟らかい汚れは、容易に取り除くことができますが、口腔乾燥症が著しい要介護者の口の中では、固くこびりついた汚れがみられます。これらは痂皮（かひ）と呼ばれ、容易に取り除くことができないため、無理に取り除こうとすると汚れの下の粘膜まで剥がれてしまう恐れがあります。このような汚れの場合は、歯科医師・歯科衛生士の専門

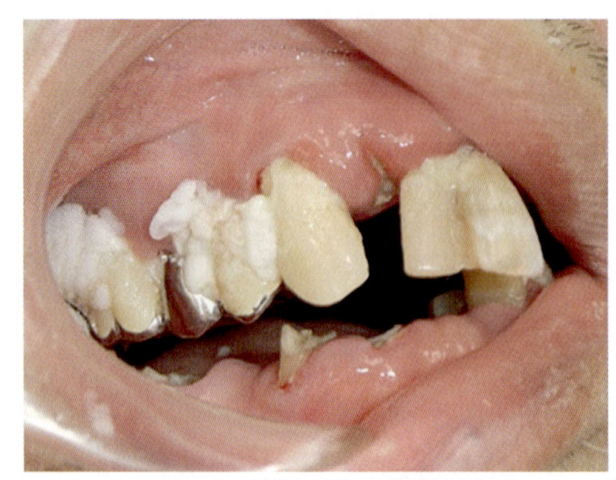
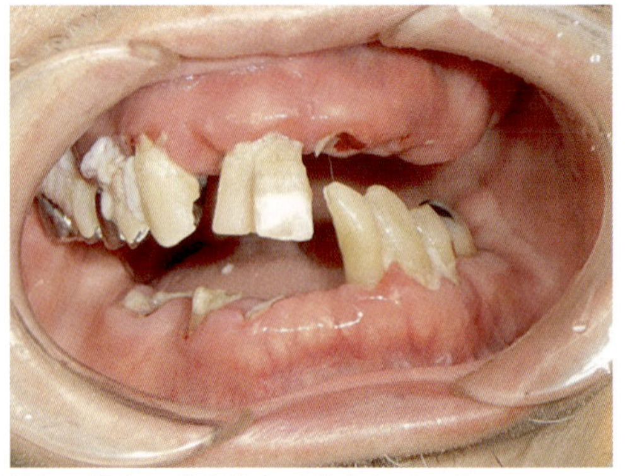

図 10　清掃不良で義歯がなく、下の歯が上の歯肉に噛み込んで出血している

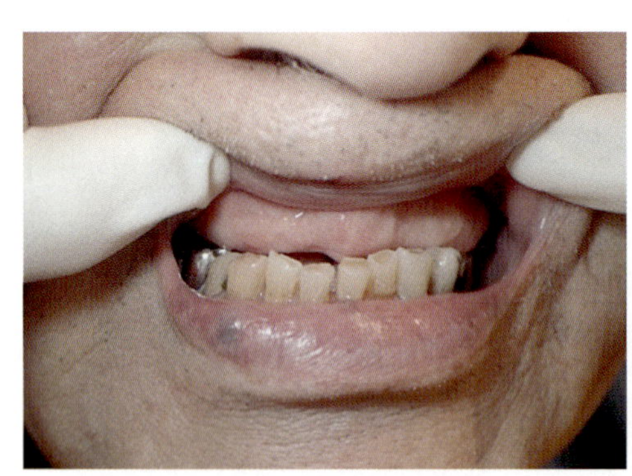
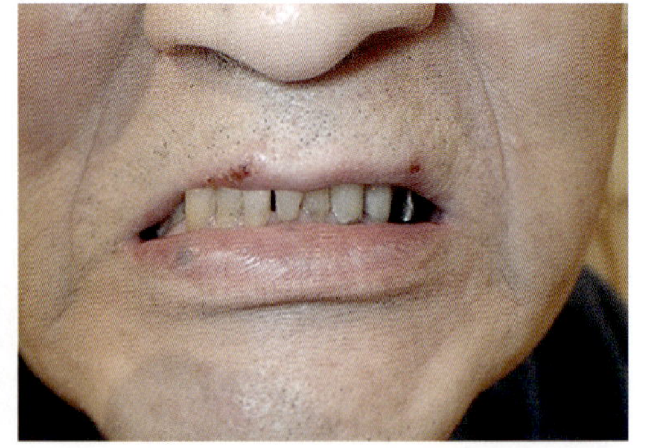

図 11　上あご（顎）に歯がなく、下あご（顎）の歯が当たり、上唇からの出血を認める

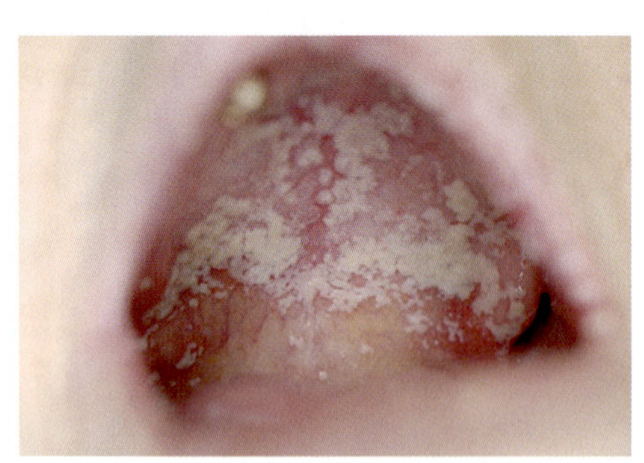
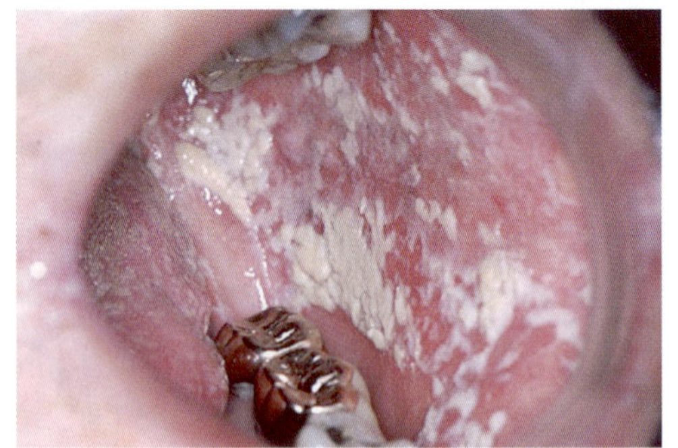

図 12　体力低下、清掃不良によるカンジダ症

的なケアが必要となります。

5）入れ歯

入れ歯が破損したり、噛み合わせが悪いなどの不具合がある場合は、そのまま使用することは避け、修理、新製を依頼しましょう。

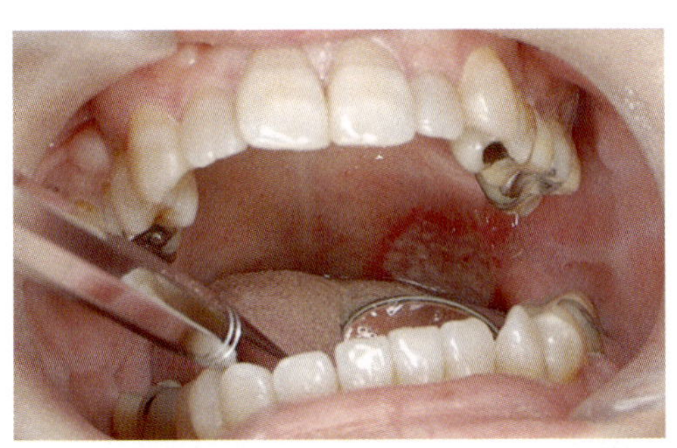
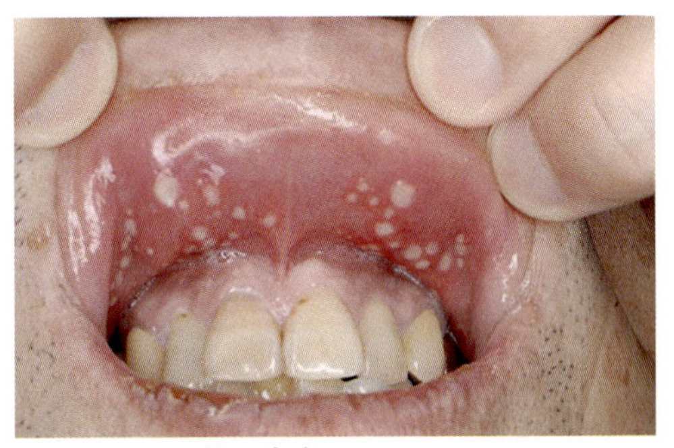

図 13　ウイルス感染が原因のヘルペス性口内炎

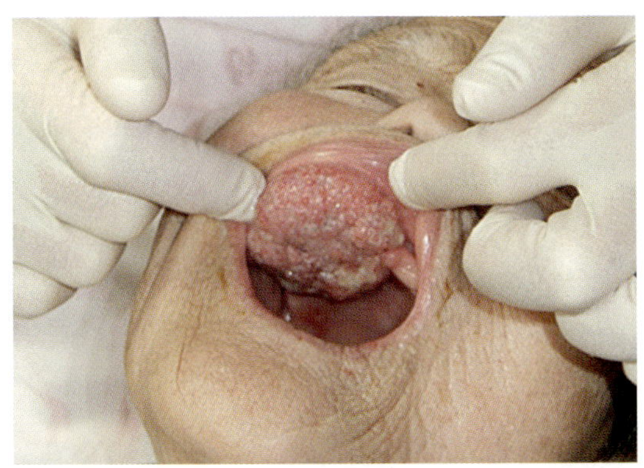

図 14　口腔清掃が行われず、放っておかれた歯肉癌

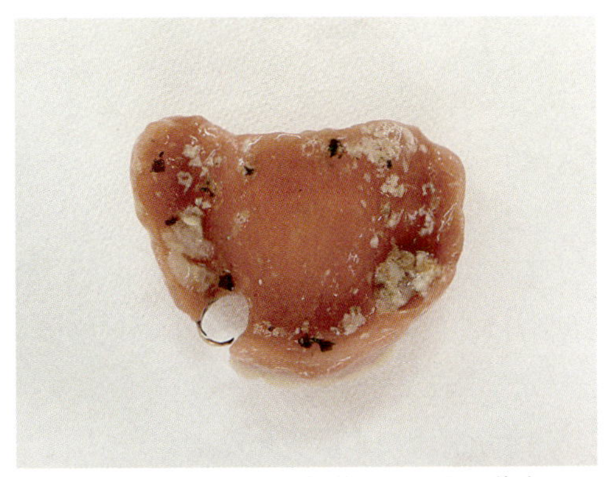

図 15　食べカスが付着したままの義歯

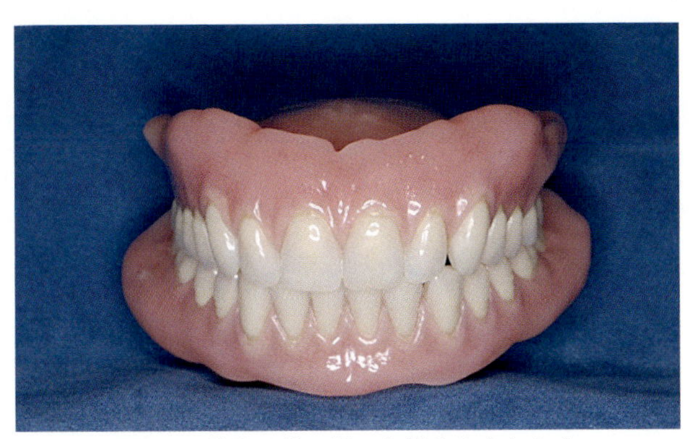

図 16　義歯は体に様々な機能をもたらす

6）口の乾燥状態

全身疾患や薬の服用によって口の乾燥状態がみられる場合は、服用の中止や、変更するのは困難であることが多いため、以下の方法で対処しましょう。

（1）室内の湿度を 40〜60％に保つ

特に冬は、空気が乾燥しているうえに暖房装置を使用しているため、非常に乾燥し

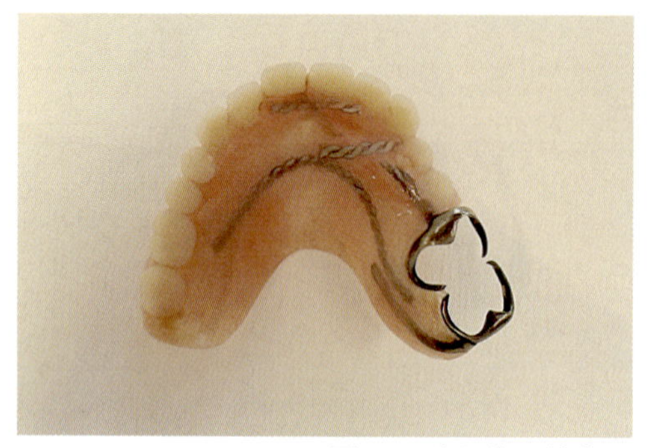
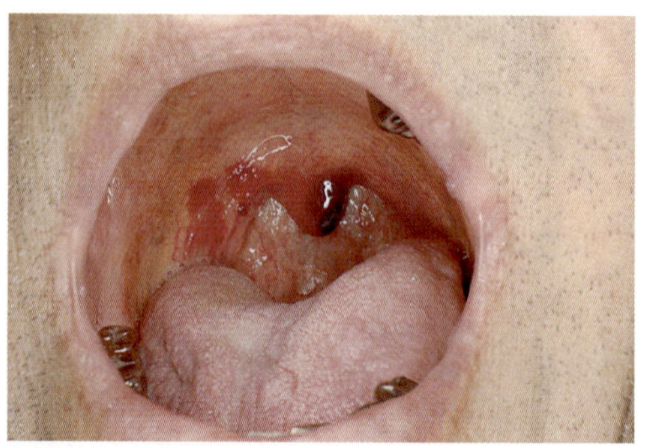
図17　入れ歯の針金が口蓋垂にひっかかっている

やすい環境なので加湿器を利用するとよいでしょう。

（2）マスクを使用する

要介護者が口で呼吸する場合や、口の周りの筋力の低下のため口を常に開けている場合は、口の中が乾燥しやすい状態です。唇の乾燥を防ぐために、リップクリーム、ワセリンを使用するのも良いでしょう。

（3）刺激物の摂取を控える

塩分、香辛料などの刺激物の過剰な摂取は口の渇きを引き起こすため、注意が必要です。

（4）唾液の分泌を促す

ゆっくりと時間をかけよく噛み食事をとることで、唾液の分泌量は増えます。梅干し、レモン、酢の物は、味覚による刺激で分泌量が増えます。また、唾液の分泌を促すマッサージ（1章-6 21頁参照）も効果的です。

（ナゴノ福祉歯科医療専門学校 歯科衛生士科　前田　恭子）

3 どのくらいきれいにしたらいいのですか？

毎回の清掃で口の中の汚れを完璧になくすのは、あくまでも理想です。口の清掃を行うのは、要介護者の状態によって大きく異なりますが、時間も長くかかることが多いので、介護者、要介護者に負担が大きくかかります。

介護者は口の清掃以外にも家庭での生活の中で、多くのことを支援し、介護を行っているので、毎日の口腔ケアを完璧にすることはとても困難です。お互いの負担を軽減するために、介護のための普及型口腔ケアシステム（角　保徳：国立長寿医療研究センター歯科口腔先進医療開発センター歯科口腔先端診療開発部部長）を紹介します。この口腔ケアシステムは要介護者に対して介護者が簡易に行える、安全かつ効果的な標準化された方法として考案されています。手順が画一化されているので、複数の介護者が関わる場合においても同じケアを毎回行うことができるという利点があります。手順は以下のとおり示します。

1．普及型口腔ケアシステム

①うがい薬を浸した口腔ケア用スポンジブラシで食べカスを取り除き、口の中の粘膜の汚れを擦り取ります（約１分）（図 18）。

②舌を傷つけないために、市販の舌ブラシよりも軟らかい歯ブラシ（通常の歯ブラシを使用しても大丈夫です）を用いて、舌の奥から手前へ 10 回程度軽く擦り、舌苔を取ります（約 30 秒）（図 19）。

③電動歯ブラシで歯の清掃を行います。必要に応じて粘膜も清掃します（約２分 30 秒）（図 20）。電動歯ブラシを勧めるのは、一般的な歯ブラシに比べ、短時間に効率がよく、歯垢などの汚れを取り除く事ができるからです。

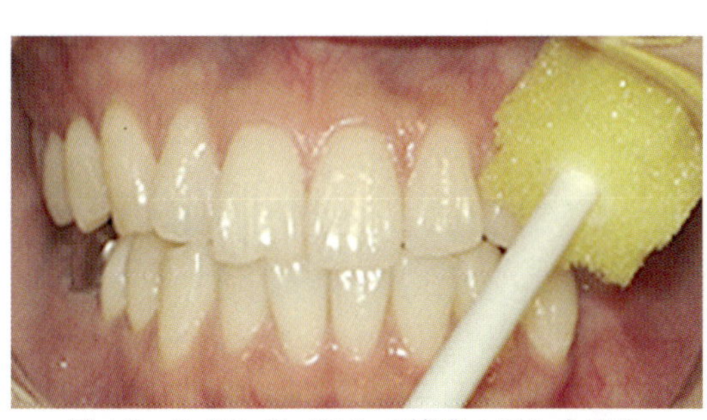

図 18　スポンジブラシで粘膜の汚れを取る

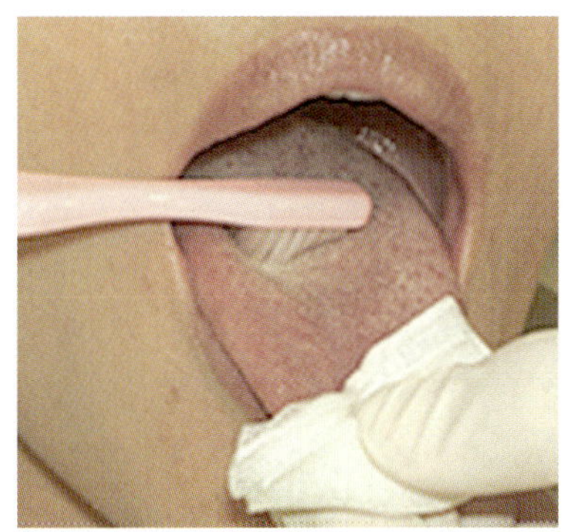

図 19　軟らかい歯ブラシで舌苔を取る

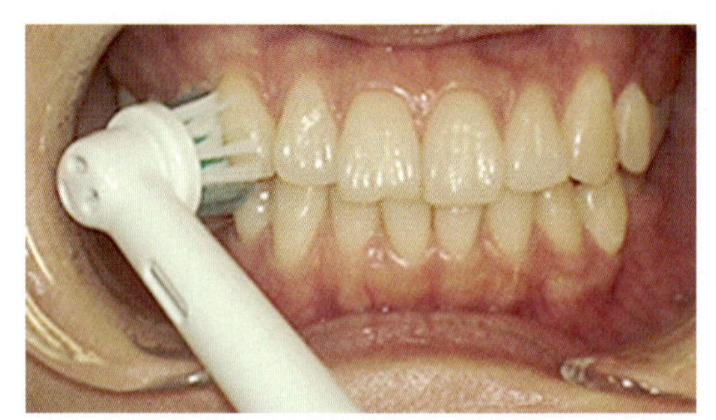

図20　電動歯ブラシでの清掃

④最後にうがいを行い終了します（約１分）。

①から④までの所要時間は合計で５分程度です。

2．注意点

①歯肉炎がある場合や口の中が乾燥している場合は、まず口の中を拭くことから始めます。

②原則として歯磨剤は使いません。

③うがいができない場合には水飲みや霧吹き、手で圧力をかけて注水できる器具を用いましょう。

紹介したシステムを可能であれば毎食後、つまり１日３回行うことを継続してください。習慣化すると、定期的に口腔へ刺激を与えることができ、生活のリズム付けにもなります。しかし、大切なことは一度にすべてをきれいにする必要はないということです。そのため、１日何回磨くかということより、１回で効果的な質の高い清掃ができるかが重要です。また、家庭での口腔ケアでは、歯面に付いた歯石、着色などどうしても取れない汚れもあります。それらに固執すると、知らぬ間に力を入れすぎてしまい、苦痛をあたえてしまうこともあります。

口腔ケアによって、痛みや不快な気持ちを経験すると、口腔ケア自体が負担、不安となり、受け入れられなくなってしまいます。こうした介護者との気持ちの行き違いが、口腔ケアの実施を難しくしてしまうことがあるので注意しましょう。あせらずに、痛みを少なく、やさしく、丁寧に行うことが望ましいでしょう。むしろ、日常生活でのコミュニケーションとして、お互いが楽しみながらできるとなお良いでしょう。そのため、歯間ブラシなど使用が難しいケアをいきなり行うのではなく、うがいや保湿剤を塗ることなど、簡単なケアから始めてください。今日よりも明日、きれいにするよう、根気強くサポートし続けることが大切です。

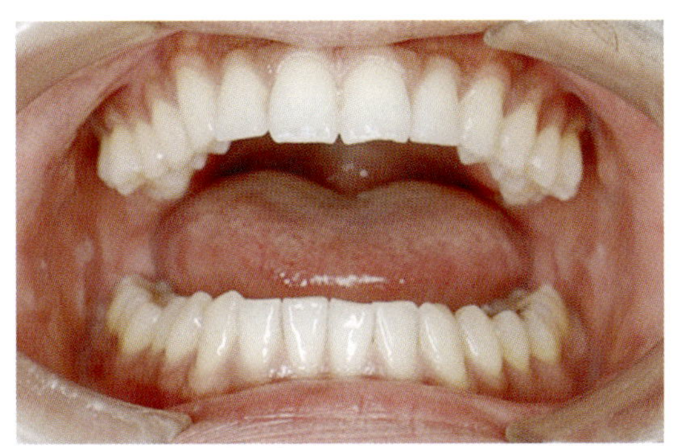

図 21　健康な口腔を保つ

また、きれいになっているか、どうかの確認は、毎回の清掃のあとに要介護者と意思の疎通がとれるのであれば、「さっぱりした」、「気持ち良くなった」など感想を聞くことが大切です。舌で歯や粘膜を触ることのできる人には、表面がつるっとしたことを確認してもらうのもよいでしょう。介護者は口の中の清掃を継続していくことで、粘膜の色や状態、口臭の程度の変化を観察、比較することで、適切な清掃が行われているか実感することができると思われます（図 21）。

（ナゴノ福祉歯科医療専門学校 歯科衛生士科　前田　恭子）

4 口をきれいにするには、何が必要ですか？

1．必要なものは何ですか？

口の中を観察する際は、口を開てもらった時十分に見える環境をつくることが重要です。見えない環境でのケアは、疾患やプラークの見落とし、水分の誤嚥につながります。ペンライト、懐中電灯があると口の中全体、舌や奥歯まで観察できます（図22〜24）。開咬保持のためにはバイトブロック、開口器を使用します。また、奥歯の

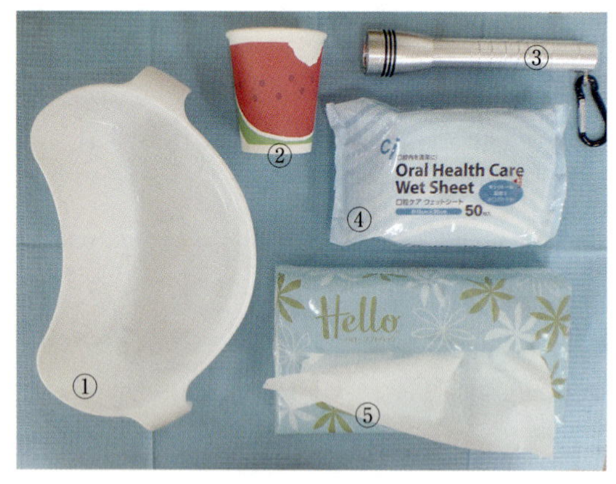

図22　口腔ケアに必要な物品
①ガーグルベースン、②コップ、③ライト、④ウエットティッシュ、⑤ティッシュ

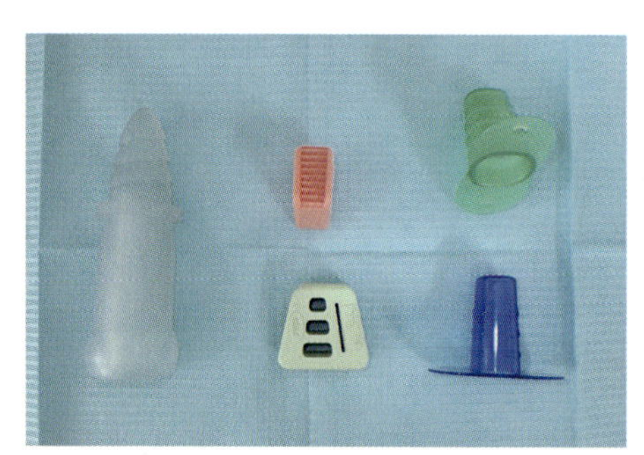

a. バイトブロック

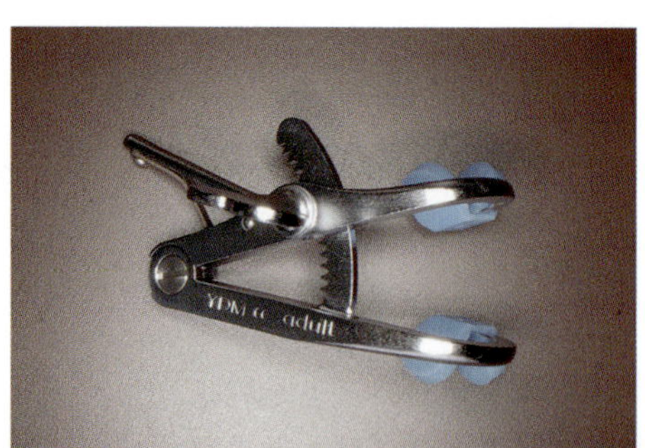

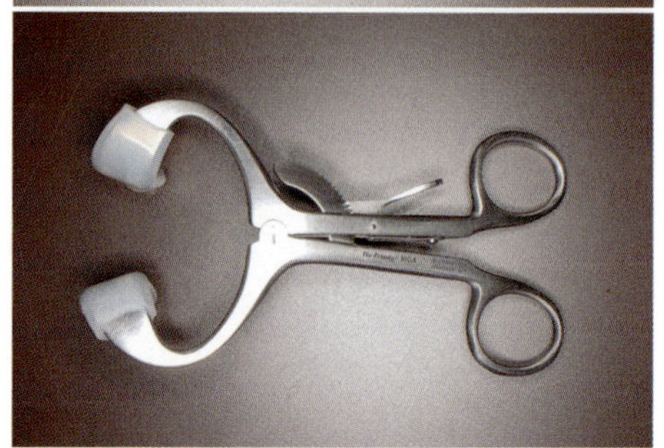

b. 開口器

図23　開咬保持に使用する物品

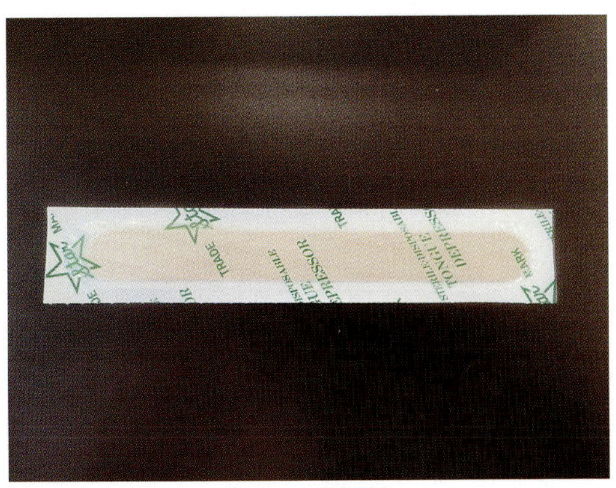

図24　舌圧子

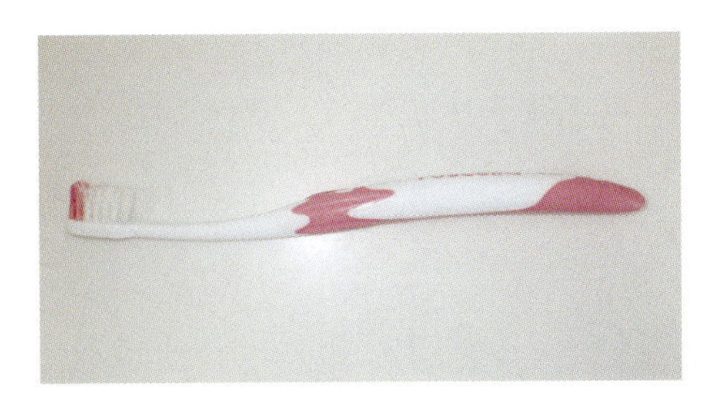

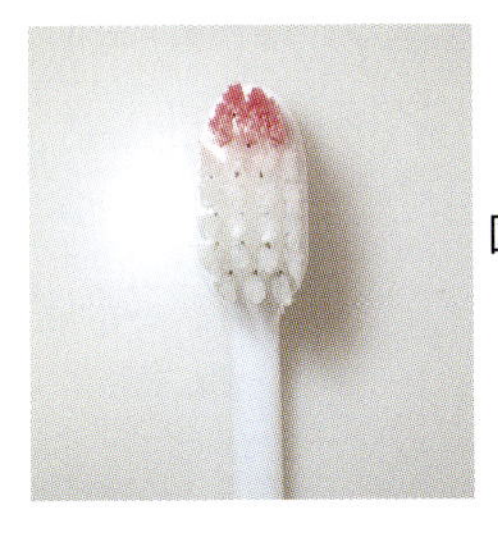

図25　歯ブラシ
基本は握りやすく、硬さはふつうで小さめの毛束（ヘッド）を選択する

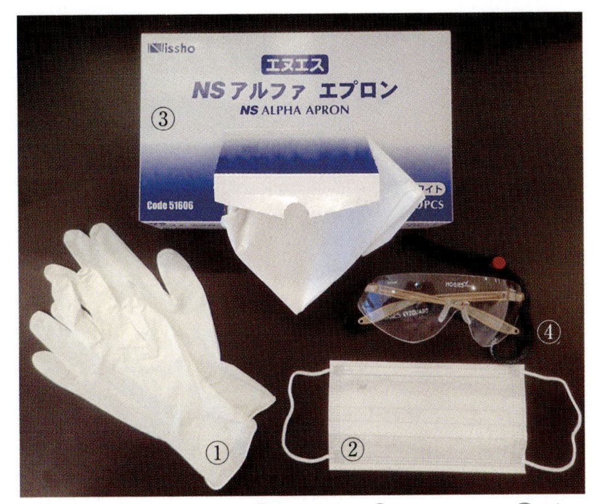

図26　①グローブ、②マスク、③エプロン、④ゴーグルなどで感染予防をする

舌側を磨く際に舌圧子を使用してもよいです。

清掃用具は用途に応じて多々ありますが、基本は歯ブラシで介護者が清掃できるようにしましょう（図25）。歯磨剤は様々な薬用成分が配合されている商品もあり、効果的にプラークを除去できます。しかし、量が多いと発泡して見えにくくなってしまうことや、誤嚥の可能性がある場合には使用を控えたほうが良いでしょう。発泡剤が入っていないジェルタイプやフォームタイプもあります。また、感染予防のため、ディスポーザブルグローブやマスク、ゴーグルを着用し、血液や唾液の飛散による感染防止に努めましょう（図26）。

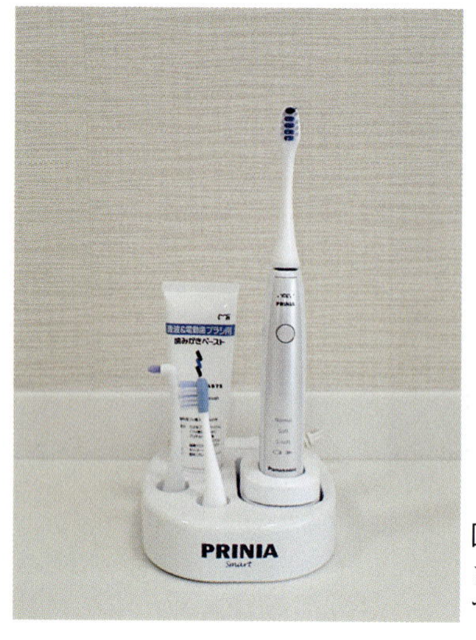

図 27　電動歯ブラシ
さまざまな毛先を選択
できるものが良い

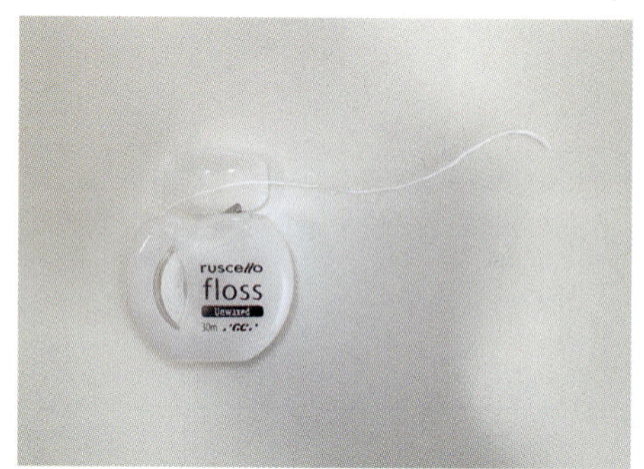

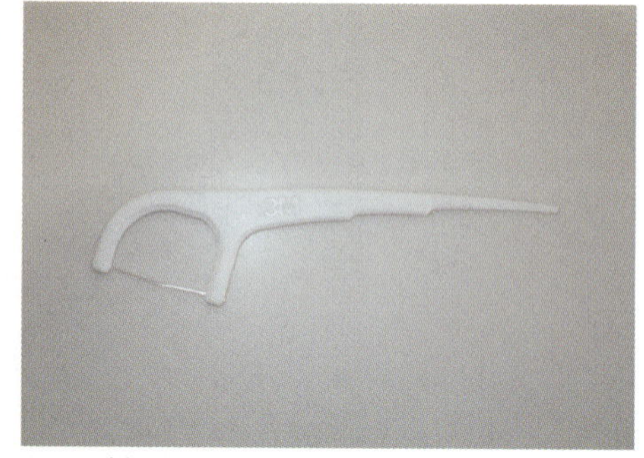

図 28　デンタルフロス（糸ようじ）
糸の太さの種類、ワックスの有無、ホルダーの有無など種類がある

近年では、手用歯ブラシに替わるものとして電動歯ブラシを利用する方もたくさんいます（図 27）。電動歯ブラシは短時間で効率的にブラッシングができる、振動刺激で唾液腺が刺激されるなどメリットが多い反面、適正に使用されなければその効果は十分に発揮されず、むしろ口腔内の粘膜や歯肉を損傷してしまうおそれがあります。そのため購入後は、一度歯科医院で指導、評価を受け、習熟して使用することをお勧めします。

歯ブラシで上手に取り除けない部分に対しては、補助器具を使用します。歯と歯の間の汚れを取るデンタルフロス（糸ようじ）や歯間ブラシ、奥の歯の後ろや、ズレて並んでいる歯にはタフトブラシが効果的です（図 28～31）。一度に全部を使用することは困難なため、1 種類ずつ試して口の中に合った効果的な、使い続けられそうなものを選びましょう。

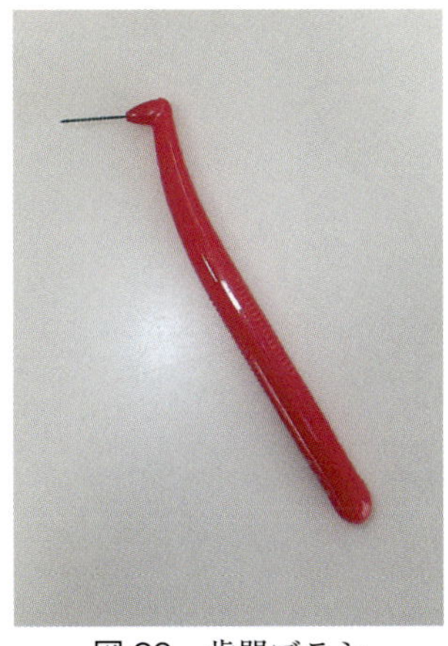

図 29　歯間ブラシ
毛先の太さ、金属、ゴム製など多種ある

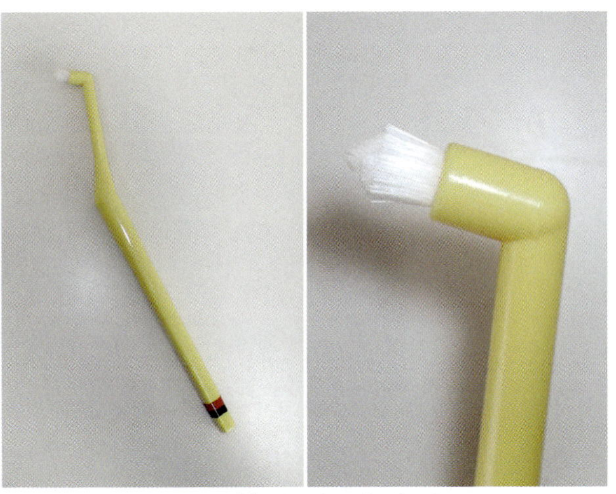

図 30　タフトブラシ

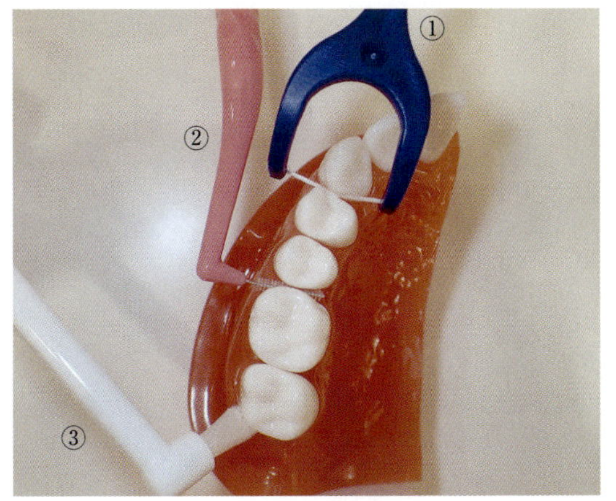

図 31　それぞれの補助器具使用状態
①デンタルフロス（糸ようじ）
②歯間ブラシ
③タフトブラシ

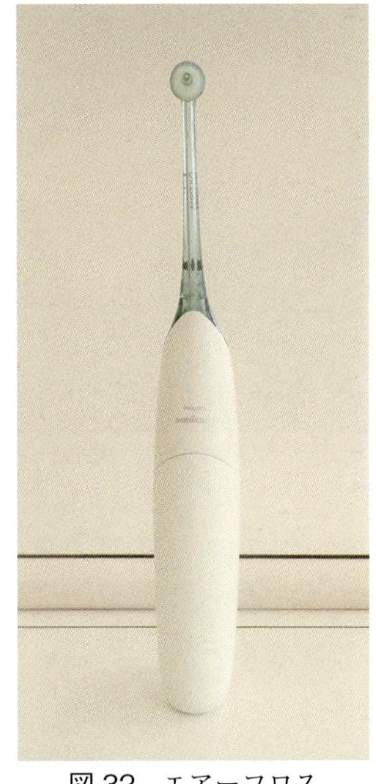

図 32　エアーフロス

デンタルフロスは、大変効果的に歯と歯の間の汚れを取り除くことができます。紐のようになっていて指に巻きつけて使用しますが、一般的に苦手な方が多いようです。初めのうちは、糸ようじを使って慣れていっても良いでしょう。引っかかって糸が切れてしまう場合は、詰め物の適合不良やむし歯の可能性があります。他には、電動の空気で汚れを除去するエアーフロスもあります（図 32）。歯間ブラシは、歯と歯の隙間がないところは使用できません。特に前歯の部分は無理やり入れるのではな

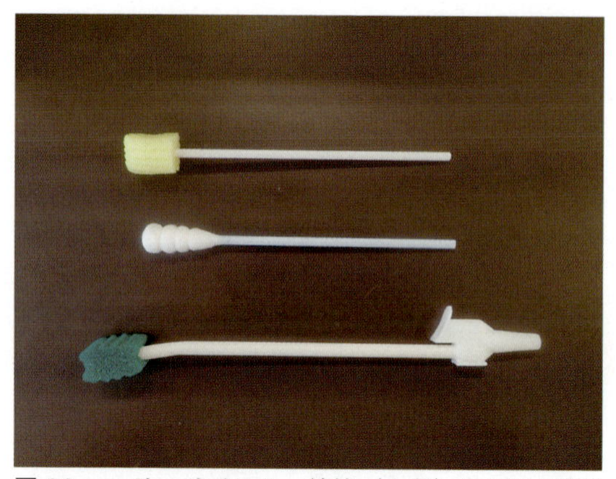

図 33　スポンジブラシ、綿棒（中段）（下段は吸引機に装着可能）

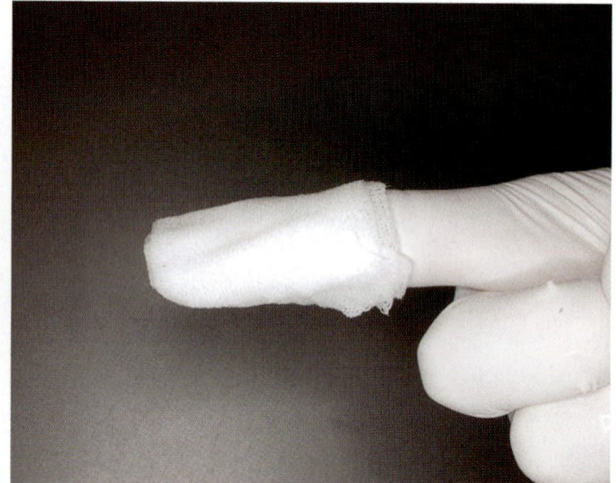

図 34　ガーゼを湿らせて指に巻きつける

く、デンタルフロスを使用します。なるべく歯に対して平行に挿入し、歯と歯の間を前後に動かして清掃後、取り出します。歯肉に食い込ませないように気をつけて操作することが大切です。

スポンジブラシや大きめの綿棒は、粘膜や舌の清掃に適しています（図 33)。ぬるま湯や緑茶、オキシドール等の希釈液を染み込ませて、なでるように使用します。ポタポタと水分が落下しない程度に絞りましょう。また、ガーゼを指に巻きつけて使用しても良いでしょう（図 34)。

さらに、落とした汚れはそのままにせず口の中から出す必要があります。要介護者が吐き出すことが困難な場合は、スポンジブラシや吸引機に排唾管やカテーテルを装着して、口に溜まった汚れや余分な水分を除去します。口の中の奥から手前に向かって除去するとよいでしょう。

入れ歯にも食べ物やプラークが付着します。特に入れ歯のひっかけやバネなど針金

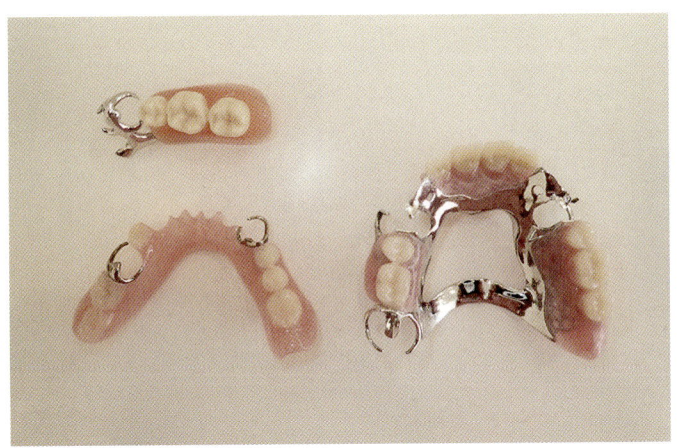

図 35　金属の部分が汚れやすい部分床義歯

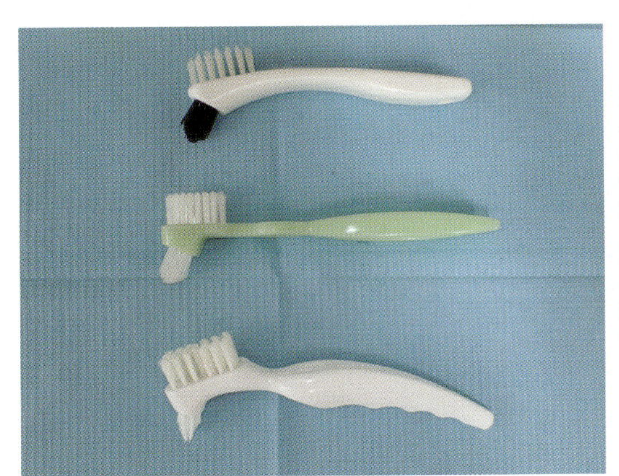

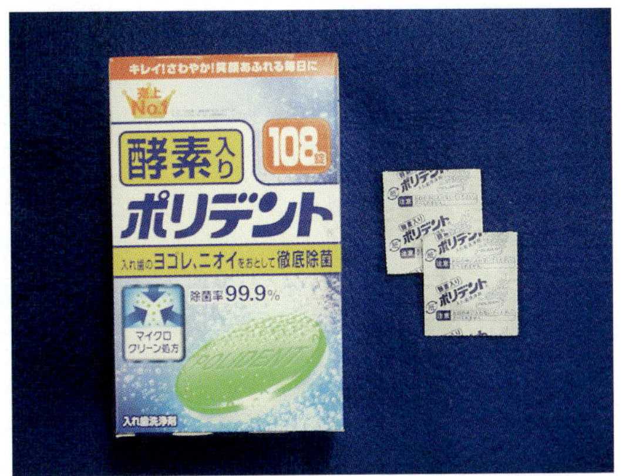

図 36　義歯用ブラシ（左）、入れ歯洗浄剤（右）

状の金属の裏側は汚れが付きやすいので、歯ブラシや義歯用ブラシで磨きましょう（図 35）。殺菌を目的とした入れ歯洗浄剤も活用できます（図 36）。

誤嚥の可能性が低く、口がすすげる方には洗口剤を使用するのも効果的です。アルコール成分が入っているものは、口の乾燥を助長する可能性があるので注意しましょう（図 37）。

保湿剤は口の乾燥がみられる唇、粘膜に塗布、スプレーすることで湿潤を保ちます。清掃の前後に用いることが望ましいでしょう（図 38、表 2）。

2．どこで買えばいいですか？

スーパーマーケットやコンビニ、ドラッグストア、インターネットでの購入が可能です。歯科医院専売の商品もあるので、ケア用品の選択も含めて、かかりつけ医院に相談してみてもよいでしょう。基本的に清掃用具は消耗品なので、１カ月で交換する

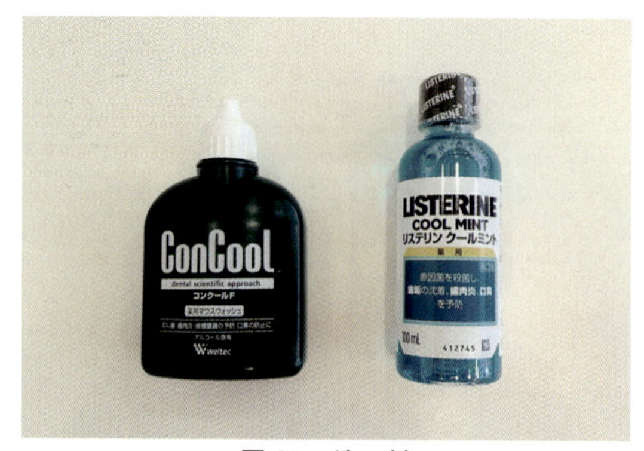

図 37　洗口剤

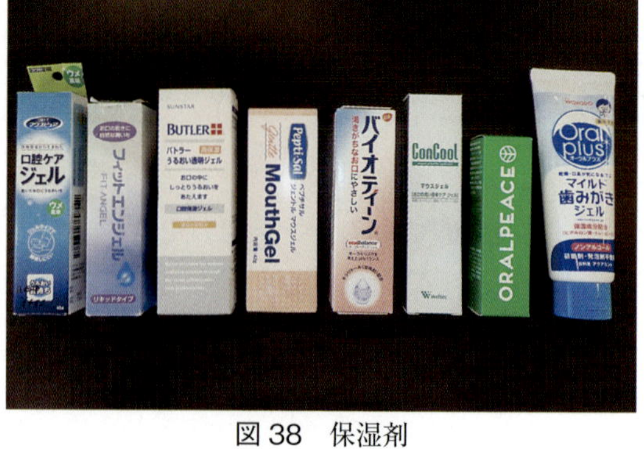

図 38　保湿剤

表2　口の中の状態によってケア用品を選択しましょう

基本セット	
・歯ブラシ ・スポンジブラシかガーゼ	・ガーグルベイスン ・コップ ・ライト ・ウエットティッシュ ・ティッシュ ・タオル、エプロン
口の中の状態	**選択するケア用品**
口を大きく開けられない	→開口器、バイトブロック
舌が大きい	→舌圧子
歯ブラシで磨ききれない	→デンタルフロス、歯間ブラシ、タフトブラシ
義歯がある	→義歯用ブラシ、義歯洗浄剤
うがいができる	→洗口剤、歯磨剤
むせる	→吸引機
乾燥がある	→保湿剤、マスク

と効果が保てます。それよりも早く使えなくなったり、一方で長期間使用できるときは使用方法が間違っている可能性があります。また、使い捨て（ディスポーザブル）の商品は商品の劣化、衛生面を考慮し、必ず使い捨てましょう。口腔ケアの商品は残念ながら、医療保険・介護保険は使えません。

（愛知医科大学 大学院医学研究科口腔外科学　齋藤　拓実）

参考文献

1）石川健太郎，村田尚道，弘中祥司，他：要介護高齢者に対する簡便な器具を用いた口腔機能向上の効果，老年歯科，21：194～201，2006.
2）居林晴久，矢野純子，Minh PT，他：高齢者の口腔清掃指導および口腔体操実施による口腔機能の変化，産業医科大学雑誌，28：411～420，2006.

第3章
そろえておきたい口腔ケア用品

1　口腔の清掃のために

ここでは、口腔の清掃のために必要な歯ブラシ等の基本的な器具を紹介します。それ以外の口腔ケア器具については、『第２章　家庭で行う口腔ケア　4．口をきれいにするには、何が必要ですか』（56頁）を参照してください。基本的には、歯と粘膜（舌を含む）の清掃を中心に要介護者の口の中の状態や好みに合わせて選んでください。

1．歯ブラシの選び方

現在、歯ブラシはドラッグストア、スーパーマーケットで様々な種類のものが販売されています。また歯科医院では、より専門的な歯ブラシが売られています。歯ブラシの多様さは、個人の口腔状態に合うものを選択できる利点があります。しかし、実際、どれを選んだらよいのか迷うことも多くなります。口腔ケアに使用する歯ブラシの選択のポイントは、軟らかめの毛、ブラシのヘッドの部分は小さめ、ハンドル（把柄部）は大きめのものを選ぶと使用しやすいでしょう（図１）。

一般的な歯ブラシと、口腔ケアを考えた場合の歯ブラシの選択ポイントをまとめてみます。

1）一般的な歯ブラシの選択ポイント

①個人に合ったもの（形、大きさ）

②口の中で使いやすいもの

③清掃しやすいもの

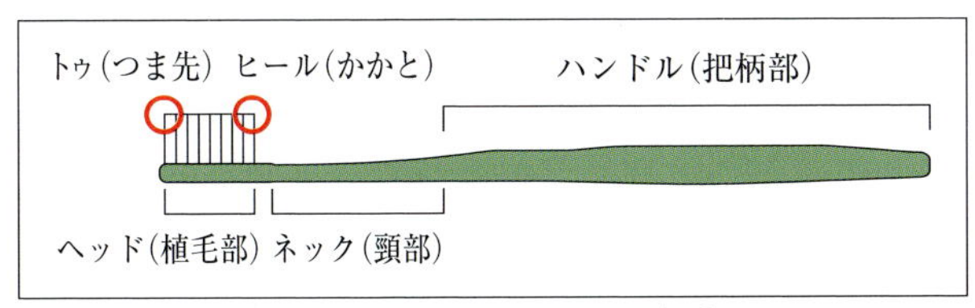

図１　歯ブラシの部位の名称

表１　口腔ケアでの歯ブラシの選択ポイント

ブラシ部分（ヘッド）の大きさ	→	小さめ
柄	→	持ちやすいよう大きめ
毛の硬さ	→	軟らかめ
毛の材質	→	ナイロン

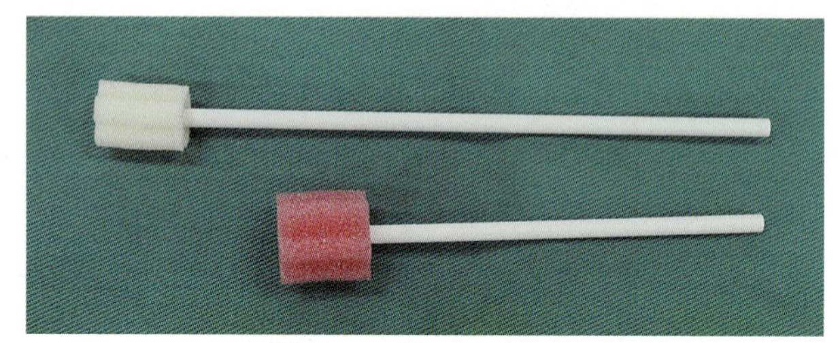

図２　スポンジブラシ

④水切りがよく、乾燥しやすいもの

⑤柄はしっかりとしていて持ちやすいもの

２）口腔ケアでの歯ブラシの選択ポイント（表１）

①ブラシ部分は、小さめのもの

ブラシ部分は、どの歯の面にも無理なく当てることが可能な大きさがよいでしょう。特に、一番奥の歯面に当てることができる大きさがよいです。また、ブラシ部分の幅と長さも小さめのものを選択しましょう。

②毛の硬さは軟らかめ

軟らかめの毛を選ぶ理由は、歯と歯の間を磨きやすいこと、歯肉を傷つけることが少なく、介護者が安心して清掃することができるからです。

毛の材質は、常に清潔な状態での使用が望ましいので、乾燥しやすいナイロンを選択しましょう（表１）。

２．スポンジブラシの選び方

スポンジブラシは、柄の先にスポンジが付いて主に口の中の粘膜の清掃に使用します。スポンジの吸収性と弾力性によって、粘膜や舌に付着した食べカス、痰などの粘着性の付着物を取り除くことができます。口腔機能が低下した要介護者の口腔ケアを行う際など、歯ブラシを口に入れるのが困難な場合に適しています。スポンジブラシ（図２）は、現在、ドラッグストア、インターネットで購入が可能です。

１）スポンジブラシの選択ポイント

①スポンジ部分は表面が細かく、適度な弾力があること

汚れが絡みやすいよう、スポンジ表面が細かく円柱で形が良いものを選びます。適

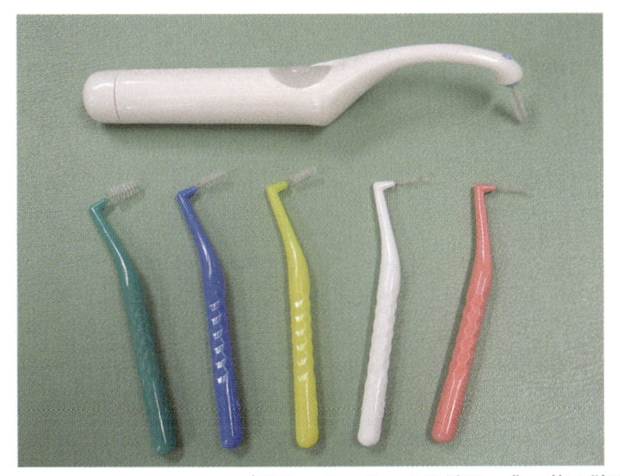

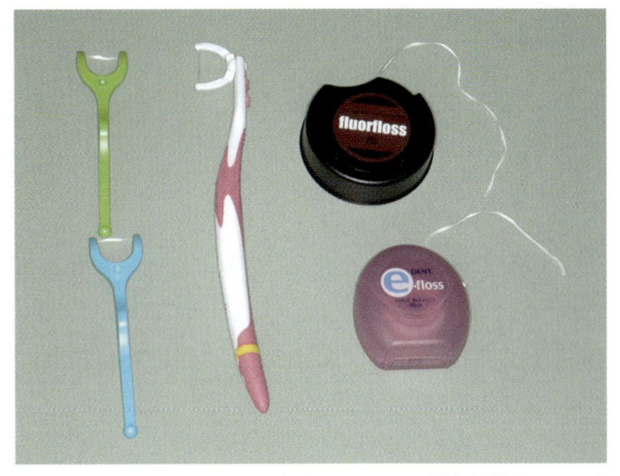

（図３、４、６、７は長田　豊、他：障害のある方の歯と口の問題と対応法、P. 27、口腔保健協会、2015）

図３　歯間ブラシ

図４　デンタルフロス、糸ようじ

度な弾力は、マッサージ効果も得られます。

②柄は長め

口の奥から手前に向かって動かすため、ある程度の長さが必要となります。また、長めの方が指では届きにくい口の奥の方の汚れも取りやすいです。

③柄の材質は丈夫なもの

柄は、棒付きアメの棒の部分のような紙でできた製品とプラスチックの製品があります。すぐに曲がったりしない丈夫なものを選ぶことが大切です。スポンジブラシは、スポンジの構造上、歯ブラシのように使用後洗浄しても、スポンジの中に入り込んだ汚れを取ることができません。衛生上、使い捨てが原則です。

３．その他の清掃グッズ

１）歯間ブラシ、デンタルフロス、糸ようじ

歯ブラシだけでは、歯と歯の間の歯垢を取り除くことは難しく、約６割程度しか落とせないといわれています。歯ブラシとの併用がむし歯（う蝕）や歯周病予防に効果的であるため、要介護者の歯の状態に合わせ歯間ブラシやデンタルフロス、糸ようじを使用することが望ましいでしょう（図３、４）。

歯と歯の間に隙間がある場合は、歯間ブラシを、歯間ブラシが入らない場合はデンタルフロスや糸ようじを使用すると簡単に歯垢を取り除くことができます。

２）粘膜ブラシ

粘膜ブラシ（図５）は、その名の通り粘膜を清掃する専用のブラシです。歯ブラシよりも軟らかい毛でできていて、用途に合わせて使用できるように様々な形があります。水分を吸引しながら口の中の清掃を行う吸引器に接続できるタイプもあります。

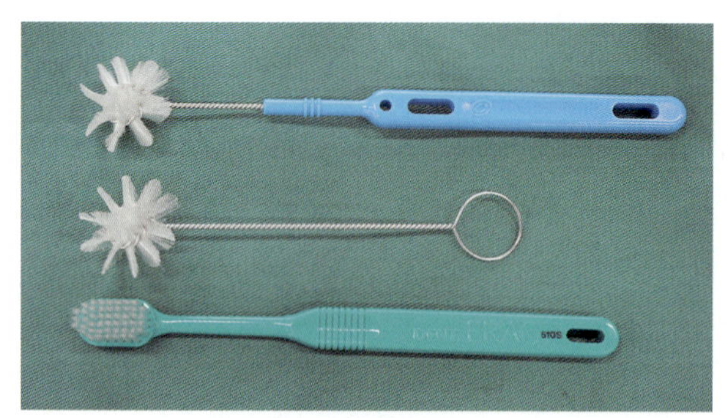
図５　粘膜ブラシ

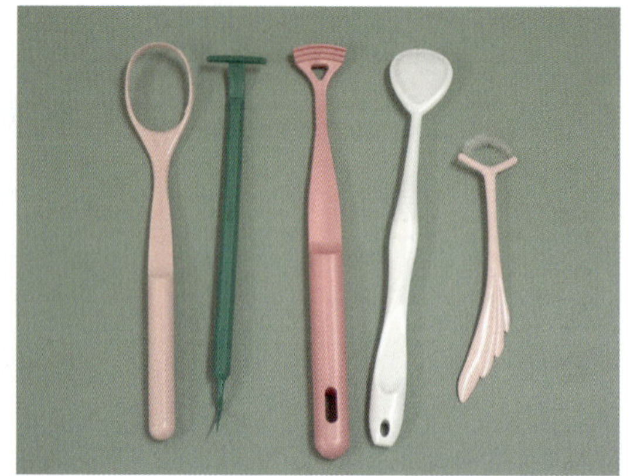
図６　舌ブラシ

歯ブラシと同じように、使用後は水洗いし、乾燥させ保管しましょう。

３）舌ブラシ

舌ブラシ（図６）は、舌苔を除去するための舌専用の器具です。舌の清掃に歯ブラシを使うと、使い方によっては炎症を起こすことがあるので、舌ブラシを使用することをお勧めします。大きく分けて「ブラシタイプ」と「ヘラタイプ」があります。

ブラシタイプは、歯ブラシよりも毛丈の短いブラシがアーチ状に配列されています。ソフトな舌触りで、舌の真ん中にある溝の清掃が可能です。

ヘラタイプはブラシ部分はなく、プラスチックや金属のヘラで舌苔を除去します。清掃効果が大きいですが、舌表面の溝の中の清掃がしにくいようです。

４）口腔ケア用ウエットティッシュ

ウエットティッシュには洗口液が含まれており、１枚を指に巻いて、口の中の汚れを拭き取ります。指で直接使用するので汚れを取りやすく、使い捨てのため衛生的です。

（ナゴノ福祉歯科医療専門学校 歯科衛生士科　前田　恭子）

2 うがい薬の選び方

うがいには、ブクブクうがいとガラガラうがいがあります。ブクブクうがいは、主に口の中の食べカスを取り除く目的で行います。ガラガラうがいは、主に口の奥に付着したほこりや、微生物を取り除く目的で行います。どちらのうがいも、その動作を行うには、口の周りの筋肉だけでなく、顔面から首までの様々な筋肉を駆使する緊密な行為です。したがって、要介護者の口の機能に応じて行えば、うがいも立派な訓練や運動になり、筋力を維持する効果が期待できます。

うがい薬を選ぶ際は、目的に応じて選択するとよいでしょう。また、うがい薬は薬事法により、薬が人に及ぼす影響などの順に、「医薬品」、「医薬部外品」、「化粧品」に分類されます。ここでは、医師、歯科医師からの処方箋がなくても、ドラッグストアで薬剤師の対面販売により購入が可能な「一般用医薬品（大衆薬）」、スーパーマーケットや歯科医院などで手軽に購入でき、う蝕予防や歯周病予防などの効能を持つ「医薬部外品」に分類されるうがい薬について効果別にまとめます。

1．一般用医薬品（大衆薬）

1）口の中の殺菌・消毒

①イソジンうがい薬®（発売元：明治）

②ラリンゴール®（発売元：佐藤製薬）

③パブロンうがい薬 AZ®（発売元：大正製薬）

2）歯周疾患の諸症状の緩和

①アセス液®（発売元：佐藤製薬）

②アセスメディクリーン®（発売元：佐藤製薬）

③生葉液薬®（発売元：小林製薬）

3）う蝕の予防

①エフコート®（発売元：サンスター）

この商品は、要指導医薬品のう蝕予防薬、日本初のフッ化物洗口剤として、2015年9月より販売されました。要指導医薬品の販売許可のある店舗での薬剤師による対面販売が義務付けられています。

2．医薬部外品

医薬部外品のうがい薬は、数多くの製品が販売されています。名称も「マウスウォッシュ」、「デンタルリンス」、「洗口液」、「液体歯磨き」など様々です。また、使

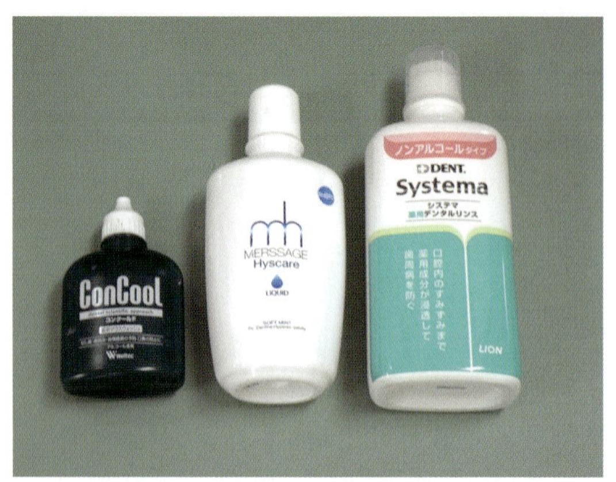

図７　うがい薬

用方法によって「洗口液」と「液体歯磨き」に分類されます（図７）。

「洗口液」は、歯ブラシを使わず、口をすすぐだけで口臭を防ぐ以外に、製品によって歯肉炎の予防、歯垢の付着を防ぐ働きがあります。歯磨きの後に「洗口液」を使用すると効果的です。

「液体歯磨き」は適量を口に含み、口全体に行きわたらせてから吐き出し、歯磨きを行います。

歯磨きをする時間がない時は「洗口液」の使用が便利です。

また、これらのうがい薬には、エタノールが含まれているものがあります。エタノールはうがい薬の成分を溶かす溶剤として含まれているため、殺菌効果はなく、口に含んですぐに吐き出すので、身体に影響が出る心配はありませんが、粘膜や舌への刺激や口の渇きなど不快感を訴える場合があります。粘膜の炎症や口腔乾燥症、舌および口腔がんの術後放射線治療患者への使用は控えた方が良いでしょう。そのような場合は、ノンアルコールタイプのうがい薬の使用をお勧めします。

（ナゴノ福祉歯科医療専門学校 歯科衛生士科　前田　恭子）

3 義歯の取り扱いと洗浄と保管

義歯は一般的に入れ歯と呼ばれ、歯の失われた機能や、見た目の回復を目的に作られます。歯の残存状態により、「総義歯」、「部分義歯」に分類されます。「総義歯」は、すべての歯を失った場合に使用され、「部分義歯」は歯が１本でも残っている口腔内に使用される入れ歯です（図８、９）。

義歯にはいろいろな形があるため、様々なところに汚れが付きます。食後はもちろん、薬の内服後にも薬の細粒が義歯の内側へ入り込むことがあります。また、義歯の材料はプラスチック、セラミック、金属などが使用されています。

1．洗浄方法と洗浄剤

目で見える汚れ（食べカス、歯垢）は歯ブラシを使い、流水下で清掃します。構造的に複雑な義歯は、義歯用ブラシを使用した方が細かいところまで清掃ができます

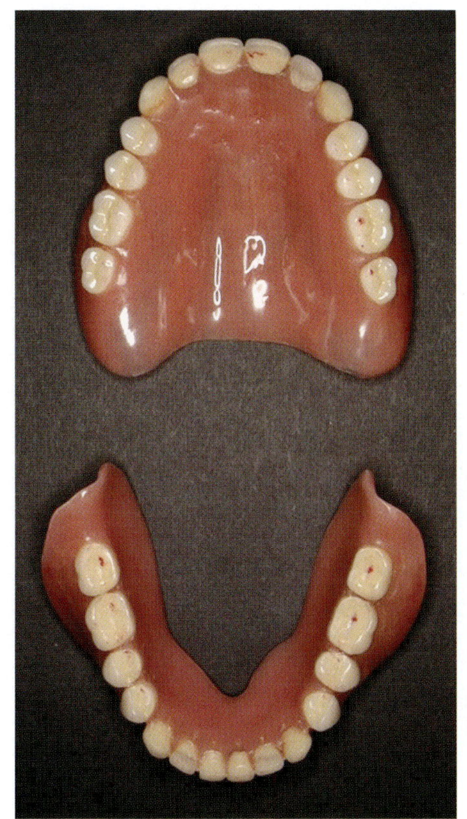

図８　上下総義歯

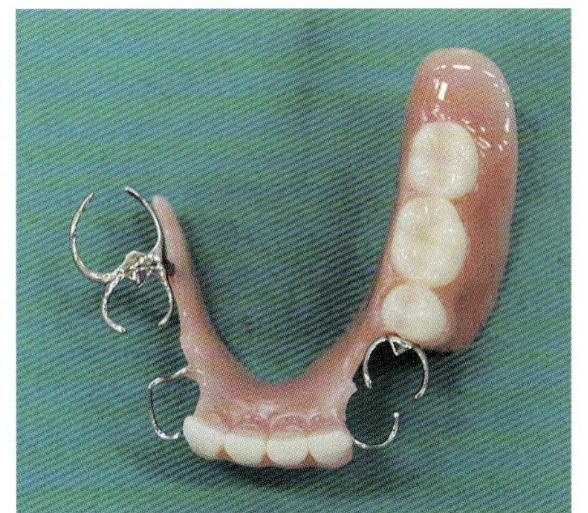

図９　部分義歯

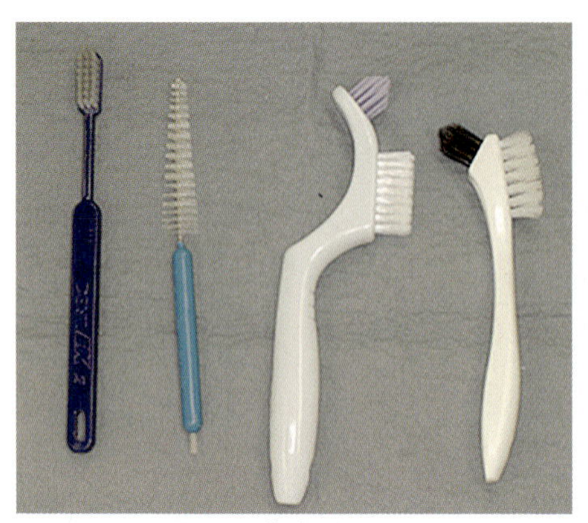

図10　義歯用ブラシ

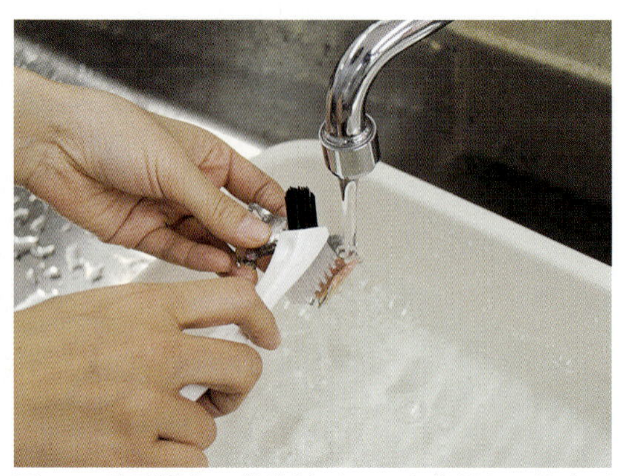

図11　洗面器上で義歯用ブラシを使用し、流水下で清掃する

（図10）。特に、部分義歯の針金状の金属のバネは、汚れが付きやすく、清掃が難しいので、硬い毛の義歯用ブラシの使用をお勧めします。また、義歯の内面や表面のプラスチックの部分は、傷をつけないよう軟らかい毛の義歯用ブラシを使い清掃します。清掃の際は、義歯が落下して、破損するのを防止するため、洗面器やボウルに水を溜め、その上で行います（図11）。

流水下で清掃しますが、義歯のぬめりなど取れにくい汚れが付いている場合は、義歯専用の洗浄剤を使用します。研磨剤が入っているため、歯磨剤の使用は避けましょう。義歯のぬめりは「バイオフィルム」と呼ばれ、その中には大量の微生物が生息しています。これらの微生物は口の中だけではなく、呼吸器や消化器系など全身へ感染が波及する原因となります。ブラシでの機械的な清掃と合わせて、目に見えない微生物に対して化学的な洗浄剤を併用するとよいでしょう。

義歯用の洗浄剤は多数市販されています。大きく分けると、過酸化物系、次亜塩素酸系、酵素系に分かれます。義歯用洗浄剤は、各々の商品の決められた量のぬるま湯または水に洗浄剤を溶かし、義歯を浸します。浸しておく時間が必要ですから、就寝前の使用がよいでしょう。洗浄剤を使用した後は、洗浄剤をよく洗い流してから、口の中に装着します。一般向け市販品（一部）の特徴は以下のとおりです。

①酵素入りポリデント®（発売元：アース製薬）

微生物の殺菌作用に優れ、バイオフィルム除去能力も比較的高い。

②部分入れ歯用ポリデント®（発売元：アース製薬）

金属部分の腐食を防ぐため、タンパク質分解酵素を多く含有した洗浄剤。

③タフデント®（発売元：小林製薬）

微生物の殺菌作用に優れ、バイオフィルム除去能力も比較的高く、短時間での洗浄

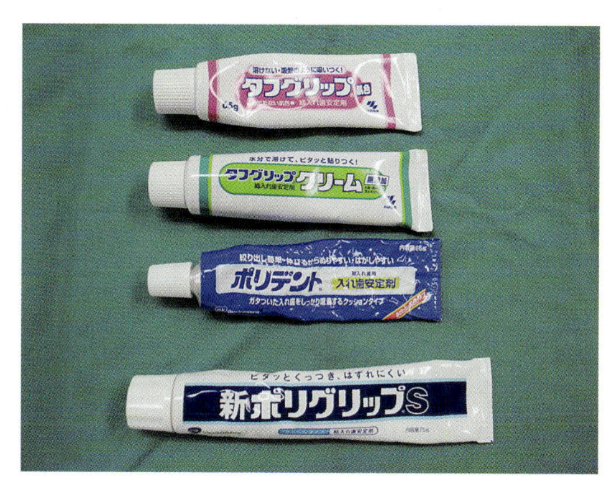

図12　義歯の接着剤（安定剤）

が可能。

④パーシャルデント®（発売元：小林製薬）

部分入れ歯の洗浄を目的に金属部分の腐食を防ぐため、タンパク質分解酵素を主成分とした洗浄剤。

⑤デント・エラック義歯洗浄剤®（発売元：ライオン歯科材（株））

高い洗浄力および除菌・消臭力を期待できる。また金属部分が変色しにくい。

⑥ピカ®（赤）（発売元：ロートピカ（株）松風）

高い殺菌力だけでなく、漂白作用や着色の除去効果に優れている。微生物の殺菌作用にも優れている。

⑦ピカ®（青）（発売元：ロートピカ（株）松風）

酵素系の他の義歯洗浄剤と異なり、カンジタ（カビ）に対する殺菌作用は非常に優れている。

2．義歯の接着剤

義歯が顎に合わなくなり、口の中でガタついたりする場合に一時的に使用し、義歯の安定を目的に使用するのが、義歯の接着剤（安定剤）です（図12）。

市販されている義歯の接着剤は、性状により粉末タイプ、クリームタイプ、テープタイプ、クッションタイプに分類することができます。性状別の使用方法、特徴は以下のとおりです。

①粉末タイプ

濡れた状態の義歯に振りかけ、余分な粉末を取り除いて使用します。粉末のため、口の中では唾液に流されやすく、耐久性に劣ります。また、義歯を洗浄すると流れてしまうので、毎回使用する必要があります。

②クリームタイプ

チューブから絞り出し義歯の内面に塗布し、噛み合わせることにより粘膜と義歯の内面の隙間に広がります。粉末タイプに比べ唾液に流されにくいので長持ちし、粘着力が大きいです。

③テープタイプ

リボン状あるいは義歯の形に近似した形状で、これ自体に厚みがあるため粘膜にややなじみにくいです。水に湿らせてから義歯内面に塗布し使用します。使用時は不潔になりやすいため、頻繁に交換する必要があります。また、粉末タイプ、クリームタイプとともに、義歯を外した後、粘膜に接着剤が多く残り、除去が困難です。

④クッションタイプ

弾性があり、他のタイプに比べて汚れにくいため、繰り返しの使用が可能です。義歯内面の水分を拭き取り、２～３cmの玉状にした接着剤を数カ所に配置し、義歯内面の全体を覆うように２、３回噛んでもらいます。

はみ出した余分な部分は取り除きましょう。クッション性があるので、義歯使用時の粘膜に対する刺激や痛みを緩和します。しかし、接着剤が厚くなりがちで、噛む位置や噛み合わせの高さが変わり、悪い影響が出る場合があります。また、義歯内面との接着が強く、除去が困難です。

合わなくなった義歯を長期にわたり、無理やり接着剤で固定することは避けましょう。長期の接着剤の使用は顎の骨がどんどん吸収して減っていくため、早めに歯科医師に相談をする必要があります。

３．取り扱いと保管

義歯は毎食後に必ず外して清掃を行うことが望ましいでしょう。食事だけでなく、間食のあとも忘れないように清掃します。ただ、毎回ブラシによる清掃は必要なく、簡単な水洗いでも構いません。

そのかわりに、夕食後の清掃を重点的に行えば良いでしょう。義歯にも口の中と同様に食べカス、歯垢以外に着色や歯石が付きます。歯石は硬くこびり付き簡単に取ることができません。無理に削り取ると、義歯の表面を不用意に傷つけたり、破折の原因になりますので、ブラシや洗浄剤で取れない汚れは、無理をせず歯科医師に相談することをお勧めします（表２）。

また、夜間は義歯を外して就寝するようにしましょう。特に小さい義歯は誤飲、誤嚥する可能性があり、危険です。義歯性の口内炎の予防や口の粘膜を安静に保つためにも、義歯を外す必要があります。就寝している間に義歯用洗浄剤を使用します。そ

表２　義歯の取り扱い

食後 （間食も含む）	義歯用ブラシを使用し、流水下で清掃 水洗いだけでも可
就寝前	①義歯用ブラシを使用し、流水下で清掃 ②義歯用洗浄剤に浸し就寝
起床時	洗浄剤を水で洗い流し、装着

して翌朝、よく水洗いした後、義歯を装着しましょう。義歯が変形するので、熱湯やアルコールなどの消毒は行いません。また、取り外した義歯は乾燥するとひび割れや変形を起こすため、義歯保存容器に水を入れ、水に浸した状態で保管しましょう。水は毎日交換してください。

（ナゴノ福祉歯科医療専門学校 歯科衛生士科　前田　恭子）

〈MEMO〉

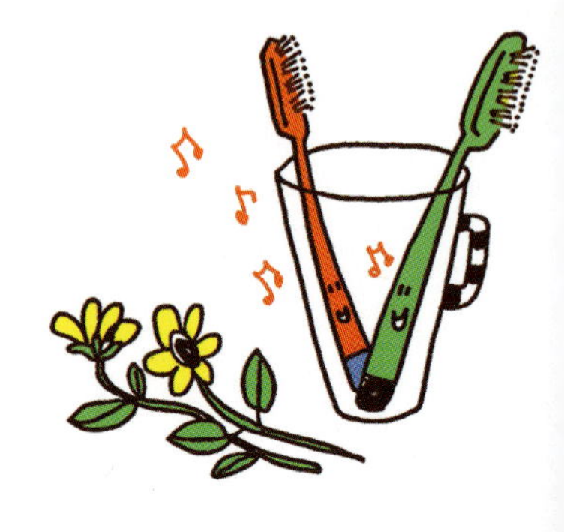

第4章
家庭で行う口腔ケアの大切さ

人は加齢に伴ってなんらかの健康を損なっていきます。多くの高齢者は、脳血管疾患、自己免疫疾患、認知症、パーキンソン病などの全身疾患のリスクが増加します（図１）。そうした加齢や病気によって、以前は自分自身で行えた歯のブラッシングやうがいが困難になり、口の中を放置してしまう方が大勢みえます。加えて、口の中にも加齢変化が起きるので、食べ物が溜まりやすくなり汚れていきます（図２）。結果、衛生状態が悪化し、むし歯、歯周病、果てには肺炎といった命をおびやかす危険性をも秘めることになります。

現在、日本は人口の４人に１人が高齢者になりました（図３）。また、総人口、出生率は減少し、平成 47 年（2035 年）には３人に１人が高齢者になると見込まれています。高齢化に伴い、医療においても、私たちを取り巻く現状は変化し、急速に在宅医療へシフトしていることがうかがえます。ご家族や介護者も、日々の生活に加え介護ともなると、口腔ケアにまで手が回らないという現状もあります。この本を手に取り、口腔ケアの必要性の理解を深めていただいた方にも、家庭での口腔ケアを満足に行えない何らかの事情があるのではと思われます。この問題に関しては、現在の介護

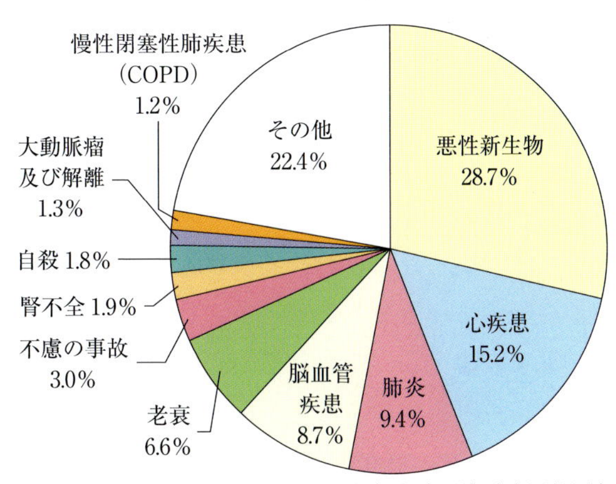

出典：平成 27 年人口動態統計月報年計（概数）（厚生労働省）

図１　主な死因別死亡数の割合（平成 27 年）
肺炎で亡くなられる方は多い

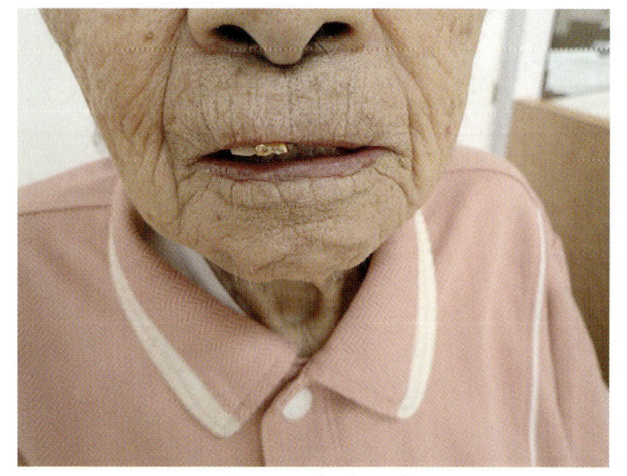
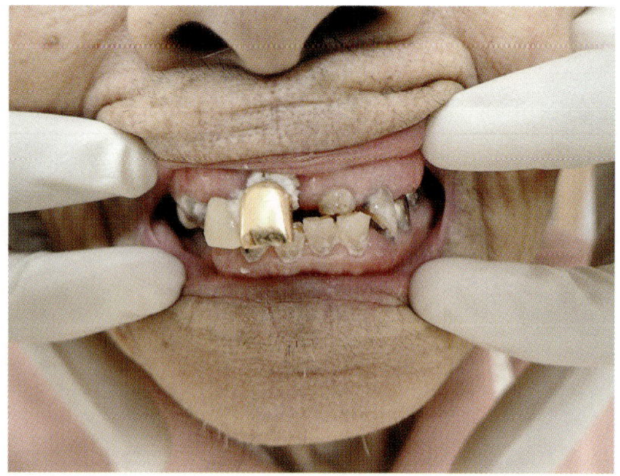

図２　認知症の方は、口を開くと汚れがびっしり付いていることが多い

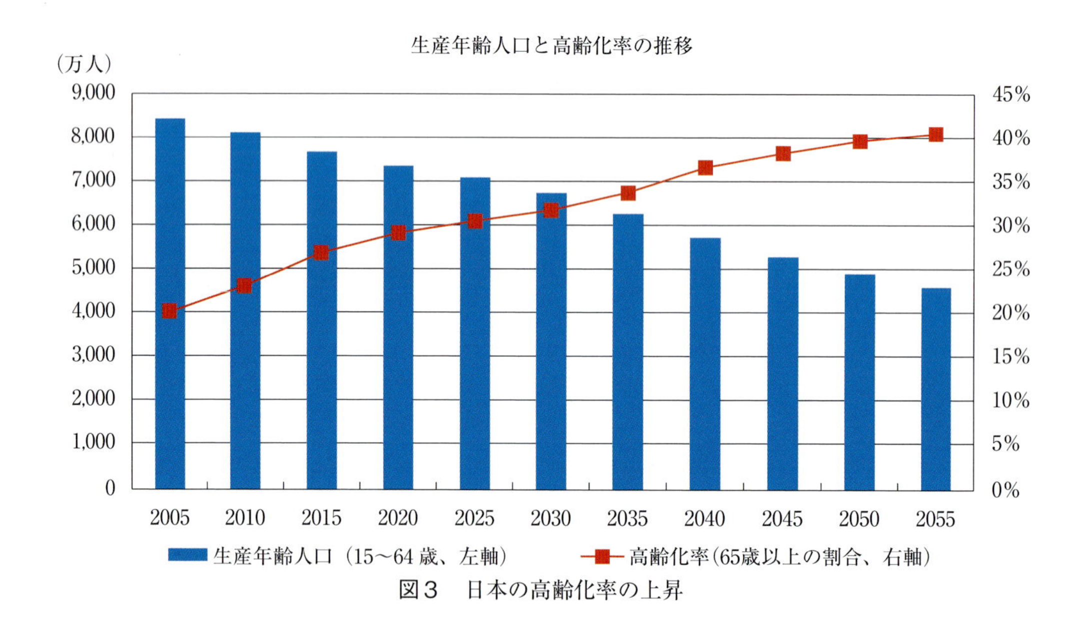

図３　日本の高齢化率の上昇

における口腔ケアの状況を含め、議論の余地は多々あると考えます。そのような背景の中で、ご家族やヘルパーといった日常の口腔ケアを担当する方が、いかに現場で効率よくできるかどうかを配慮すべきでしょう。

要介護者の介護度にもよりますが、歯科往診が可能であれば積極的に利用するとよいでしょう。週に１度の歯科医療従事者の専門的な口腔清掃だけでも見違えるほど口腔環境は改善し、維持されます。要介護者自身でどの程度まで口腔ケアが可能なのか、どの部分に介助が必要なのかを見極めてもらい、家庭で行う口腔ケアのテクニックやアドバイスをもらうと、なお良いでしょう（図４）。口の中の汚れは溜まるほど、

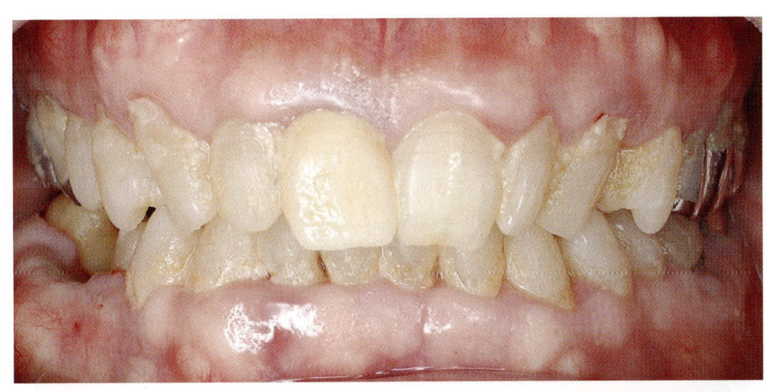

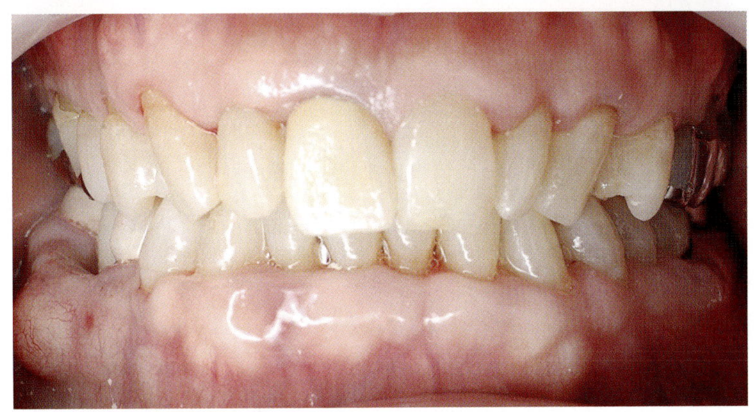

図４　口腔ケアの前と後の違いがわかりますか？

ケアの時間は長くなるため、介護者・要介護者にとって負担となってしまいます。可能であるならば、少しずつでも毎日行っていただきたいと思います。短時間のポイントを押さえた口腔ケアは長続きします。

本来、口腔を清潔に保つことは、日常生活の一部といってもいいほどなくてはならない習慣です。要介護者は、それが全身状態の変化で十分に行えなくなり、必要性の理解も乏しくなってしまいます。認知機能障害などで口腔ケアへの拒否が強いと、“せっかくしてあげているのに”と、介護者（奉仕する側）の気持ちは下がるでしょう。また、そういった方は開口障害も多くみられ、介護者は非常に困難な状態での清掃を強いられることになります。しかし、必ず口腔ケアの継続は報われます。病気の予防だけでなく、コミュニケーションをとる機会や爽快感を得ることによる副次的な効果があるからです（図５）。また、噛めること自体が認知症に対しても効果があるとの報告もあります。もし、自分自身が寝たきりになり、介護が必要になった状況を

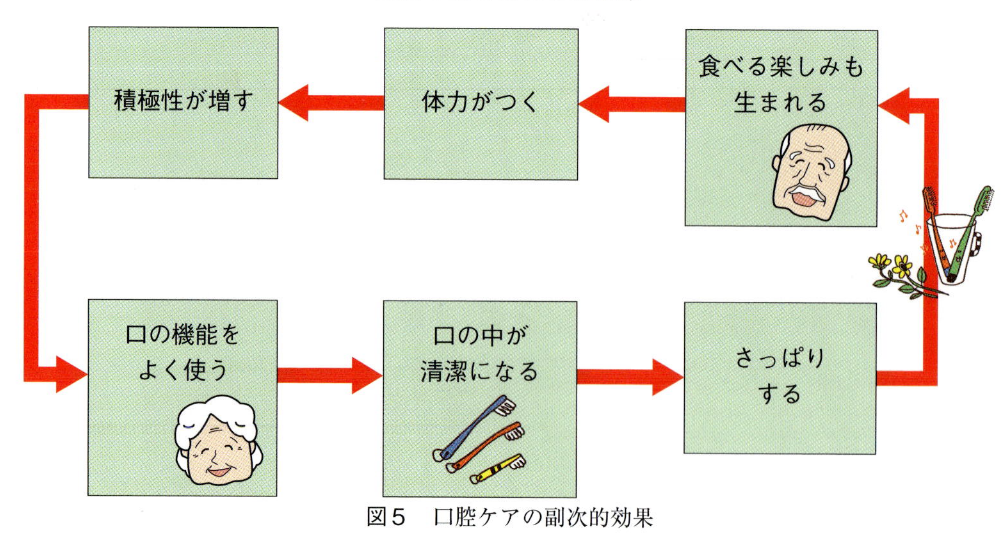

図5　口腔ケアの副次的効果

想像してみてください。どのような障害があっても、よく噛めて美味しい食事をとることができて、最期を迎えられるのは大変重要と考えられます。ぜひ安全な口腔ケアを目標に、真摯に取り組んでいただきたいと思います。

（愛知医科大学院医学研究科口腔外科学
齋藤　拓実
鈴木歯科医院　鈴木　俊夫
鈴木歯科医院　鈴木　聡）

参考文献

1）Alexander JF, Saffir AJ and Gold W：The measurement of the effect of toothbrushes on soft tissue abrasion, J Dent Res, 56：722〜727, 2004.
2）小野塚実：戦略的医療の展開　全身健康に果たす咀嚼器官の重要性，MEAW 研究会雑誌，12（1）：32〜39，2005.
3）坂本まゆみ：要介護高齢者における口腔ケアのポイント，日本歯科評論，74（1）：131〜142, 2014.

索　引

あとがき

これまでの口腔ケアを扱った本は、医療従事者や健康を増進させたい方々を対象に書かれたものが多く出版されてきました。しかし、現在、家庭において介護を必要とする高齢者は多くなり、家族や身近な介護を提供する方々の知識や技術の向上が早急に求められるようになりました。本書は、家庭で、家族や身近な介護を提供する方々が、いつでも簡単に口腔ケアの実際を見ることができないかと考え、QR コードなら動画を見ることができるのではと、新しい視点での口腔ケアの本を完成させることができました。コンセプトは、『できるだけ口腔ケアについてわかりやすくすること』でした。何度も繰り返し確認しながら読んでいただき、実践していただけることを願っています。

2016 年の春に企画と撮影の打ち合わせ会議が開催され、夏に名古屋で動画の撮影が実施されました。暑く蝉の声が轟く中、動画に蝉の声が入らないようスタッフ同士で気遣いながら、クマゼミなのかアブラゼミなのか、蝉の生育区域の特徴などの会話が交わされながら撮影したことを懐かしく思い出されました。冬には、表紙のデザインについて、齋藤拓実先生の友人のデザイナーの方の協力も得られ、幾度にも及ぶ議論の末、編集委員の納得できるデザインが選定されました。

口腔ケアを必要とする要介護者をもつ家族や身近な介護を提供する方々に手に取っていただき、役立てていただけることを切に願っています。

2017 年 2 月

東野　督子

執筆者一覧

編　集

東野　督子　1983年　新潟大学教育学部卒業
　　　　　　2014年　聖隷クリストファー大学大学院修了　博士（看護学）
　　　　　　2004年　日本赤十字豊田看護大学　講師（2013年～教授）

前田　恭子　1988年　愛知学院大学歯科衛生専門学校卒業
　　　　　　1988年　医療法人朋友会　タカダ歯科勤務
　　　　　　1993年～ナゴノ福祉歯科医療専門学校歯科衛生士科（2011年～学科長）

齋藤　拓実　2011年　愛知学院大学歯学部卒業
　　　　　　2013年　愛知医科大学病院臨床研修医修了
　　　　　　2013年　愛知医科大学歯科口腔外科

鈴木　俊夫　1973年　愛知学院大学歯学部卒業
　　　　　　1977年　名古屋市にて開業　鈴木歯科医院　院長（1999年～理事長）
　　　　　　1992年　日本口腔ケア研究会　会長（2010年～理事長）

執筆者（執筆順）

東野　督子（日本赤十字豊田看護大学　教授）
前田　恭子（ナゴノ福祉歯科医療専門学校歯科衛生士科　学科長）
齋藤　拓実（愛知医科大学大学院医学研究科口腔外科学　助教）
中村　裕美（日本赤十字豊田看護大学　准教授）
原田　真澄（日本赤十字豊田看護大学　准教授）
鷲尾　　和（トヨタ記念病院救急看護認定看護師　主任）
石黒千映子（日本赤十字豊田看護大学　准教授）
鈴木　俊夫（鈴木歯科医院　理事長（一社）日本口腔ケア学会　理事長）
鈴木　　聡（愛知学院大学　非常勤講師、鈴木歯科医院）

編集協力

土井麻由子（元ナゴノ福祉歯科医療専門学校歯科衛生士科　専任教員）
動画編集：開發　俊秀（(一財) 口腔保健協会）

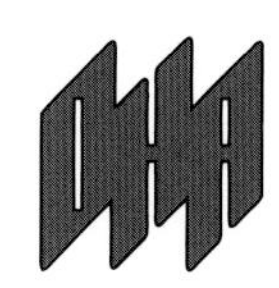

QRコードから動画が見られる
家庭でできる口腔ケア

2017年 3月15日 第1版・第1刷発行

編 一般社団法人 日本口腔ケア学会
編著 東野督子、前田恭子、
齋藤拓実、鈴木俊夫
発行 一般財団法人 口腔保健協会
〒170-0003 東京都豊島区駒込1-43-9
振替 00130-6-9297 Tel. 03-3947-8301㈹
Fax. 03-3947-8073
http://www.kokuhoken.or.jp

乱丁・落丁の際はお取り替えいたします.
印刷・製本/壮光舎印刷

ISBN978-4-89605-330-2 C3047